KRITI GARG

Uma visão do sistema de postes pré-fabricados

KRITI GARG

Uma visão do sistema de postes pré-fabricados

ScienciaScripts

Imprint
Any brand names and product names mentioned in this book are subject to trademark, brand or patent protection and are trademarks or registered trademarks of their respective holders. The use of brand names, product names, common names, trade names, product descriptions etc. even without a particular marking in this work is in no way to be construed to mean that such names may be regarded as unrestricted in respect of trademark and brand protection legislation and could thus be used by anyone.

Cover image: www.ingimage.com

This book is a translation from the original published under ISBN 978-620-7-99886-9.

Publisher:
Sciencia Scripts
is a trademark of
Dodo Books Indian Ocean Ltd. and OmniScriptum S.R.L publishing group

120 High Road, East Finchley, London, N2 9ED, United Kingdom
Str. Armeneasca 28/1, office 1, Chisinau MD-2012, Republic of Moldova, Europe
Printed at: see last page
ISBN: 978-620-8-03819-9

INTRODUÇÃO

As exigências estéticas, bem como a consciencialização dos pacientes, aumentaram ao longo dos anos. Uma combinação de materiais de nova geração com procedimentos clínicos melhorados abriu mais caminhos tanto para o dentista como para o paciente. Os materiais de cor dentária em medicina dentária progrediram ao ponto de poderem agora ser utilizados com confiança em quase todas as situações de restauração[1].

O tratamento e as técnicas dentárias evoluíram de "remover o dente infetado" para "tratar o dente infetado". A terapia endodôntica atravessou um percurso sinuoso e, no cenário atual, um dente grosseiramente cariado com uma estrutura de coroa perdida é utilizado eficazmente para suportar uma restauração, restaurando assim a função, a estética e o conforto psicológico do doente. São necessárias técnicas e considerações especiais para restaurar estes dentes mutilados, de modo a obter um bom prognóstico[2].

A perda de uma quantidade considerável de estrutura dentária torna a retenção das restaurações subsequentes mais problemática e aumenta a probabilidade de fratura durante a carga funcional. Foram propostas diferentes técnicas clínicas para resolver estes problemas e uma dessas técnicas é a técnica de pinos e núcleos. O objetivo básico da restauração de dentes mutilados com pilar e núcleo é a substituição da estrutura dentária em falta para obter uma retenção adequada para a restauração final[3].

Nos primeiros anos, as coroas de cavilha (como eram conhecidas) eram fabricadas para restaurar dentes tratados endodonticamente. No entanto, eram difíceis de substituir, uma vez que não podiam ser facilmente removidas do canal radicular sem fraturar a raiz[1].

Com o desenvolvimento no campo da restauração, o sistema de pilar e núcleo ganhou popularidade como uma opção para construir a estrutura dentária perdida. O pilar envolve a dentina radicular para obter retenção e o núcleo substitui a porção coronal da coroa. Esta pode ser fabricada em metal como uma restauração fundida numa peça ou pode ser um pilar separado com um núcleo[1]. Estas restaurações de fundação (como são conhecidas atualmente) formam a base para a fixação de coroas, pontes e outras próteses[4].

Os pilares fundidos são maioritariamente feitos de vários materiais rígidos e resistentes à corrosão, tendo sido amplamente utilizados em restaurações. No entanto, a sua rigidez sempre aumentou o risco de concentração de tensões, levando à fratura da raiz. Os pilares fundidos personalizados também comprometem a estética, uma vez que uma tonalidade cinzenta do metal pode ser visível através das paredes finas da raiz[5] .

Na sequência da evolução dos conceitos de tratamento, o mercado dos materiais para os pilares sofreu uma mudança completa. Passando da era dos pilares de madeira para os pilares metálicos e, mais recentemente, para os pilares metálicos pré-fabricados [platina-ouro-paládio, latão, níquel-crómio (aço inoxidável), titânio puro, ligas de titânio e ligas de crómio] e pilares não metálicos pré-fabricados (pilares de compósito à base de resina reforçada com fibra, pilares de cerâmica, pilares de zircónia)[6] . Estes pilares da cor do dente e sem metal têm um módulo de elasticidade comparável ao da dentina, o que proporciona uma boa ligação à estrutura do dente e evita a sua fratura. Por conseguinte, permitem potencialmente um melhor tratamento com uma boa estética[8.9] .

As implicações das restaurações directas de pinos e núcleos, as técnicas e os materiais associados também melhoraram significativamente com os avanços no campo da medicina dentária, tornando assim este procedimento mais fácil do que antes.

Esta dissertação bibliográfica é uma tentativa de rever e estudar a restauração de dentes tratados endodonticamente com diferentes sistemas de pinos pré-fabricados.

CLASSIFICAÇÕES

Os sistemas utilizados para classificar os pinos endodônticos têm sido tão variados e controversos como o seu desenvolvimento histórico. O passado testemunhou numerosos critérios de classificação de pinos. Categorizações como pré-formados e moldados à medida, metálicos e não metálicos, rígidos e flexíveis, estéticos e inestéticos têm sido de uso comum. No entanto, com os desenvolvimentos modernos da tecnologia, foram introduzidos numerosos materiais para postes cujas propriedades físicas dificultam a confirmação dessas classificações básicas.

De acordo com vários autores:

A. De acordo com "Ingle e Bakland"[10]

I. **Postes fundidos à medida**

II. **Postes pré-fabricados**

i. Cónico, de faces lisas

ii. Lados paralelos

iii. Parafusos cónicos auto-roscantes

iv. Lado paralelo, roscado

v. Extremidade apical cónica e de faces paralelas

B. De acordo com "Shillinburg e Kessler"[11]

I. **Postes fundidos à medida**

II. **Postes pré-fabricados**

i. Postes cónicos e lisos

ii. Postes cónicos e serrilhados

iii. Postes cónicos e roscados

iv. Postes paralelos e lisos

v. Postes paralelos e serrilhados

vi. Postes paralelos e roscados

C. De acordo com "Robbins"

I. Postos metálicos

A. Postes fundidos à medida

B. Postes pré-fabricados
i. Postes cónicos passivos

ii. Postos paralelos passivos

iii. Mensagens activas

II. Postes não metálicos

A. Postes em fibra de carbono

B. Postes de cor dentária

i. Postes reforçados com fibras.

ii. Postes de cerâmica e zircónio

D. De acordo com "Cohen"[12]

1. Postos rígidos

Postes metálicos (titânio, aço inoxidável e ouro fundido) Postes de zircónio
2. Postes não rígidos

Vidro, Quartzo, Fibras de carbono

E. Segundo o "Weine"[13]

1. Sistemas de postes cónicos e lisos

- Kerr Endopost

2. Sistema de postes cónicos e auto-roscantes

- Parafuso do dentado

3. Sistema de postes com faces paralelas, serrilhados e ventilados

- Parapostes de baleia

4. Sistema de postes roscados de lados paralelos

- Âncora Radix, Âncora Kurer

5. Sistema de espigão de haste dividida, roscado e de lados paralelos

- Flexipost

6. Posto de fibra

F. Nova classificação do posto e do núcleo de acordo com "Chandra e Singh"[14]

A. Classificação do poste fundido:

I. De acordo com o tipo de liga.

1. Liga de ouro

2. Liga de crómio-cobalto

3. Liga de níquel-crómio

II. De acordo com o número de postos.

1. Posto único

2. Correio múltiplo

a. Posto One Piece

b. Poste de duas peças Poste de   duas peças fundido
Combinação de poste fundido e poste pré-fabricado

B. Classificação dos postes pré-fabricados

I. De acordo com Taper

1.Paralelo

2.Cónico

3.Cónico paralelo

II.De acordo com o carácter da superfície

1.Suave

2.Serrilhada
3.Auto-fio

III.De acordo com o ajuste

1.Ativo

2.Passivo

IV.De acordo com o material

1.**Metálico**

i)Titânio

ii)Aço inoxidável

iii)Latão

2.**Não metálico***

i)**Não estético**

a.Poste em fibra de carbono

ii)**Posto Estético**

a.Fibra de polietileno

b.Fibra de vidro

c.Quartzo

d. Cerâmica

V. De acordo com a transmissão da luz

1. Transmissão de luz

2. Não transmissor de luz

VI. Segundo a Vent

1. com respiradouro

2. sem respiradouro

VII. De acordo com a formação Monobloco

1. Formação monobloco

2. Sem formação monobloco

*PODE SER CLASSIFICADO COMO POSTO ESTÉTICO

G. De acordo com "Sikri VK"[15]

I. Postes fundidos personalizados

II. Postes pré-fabricados

A. Mensagens passivas

a. Cónico

i. Suave

ii. Serrilhada

b. Paralelo

i. Suave

ii. Serrilhada

B. Mensagens activas

a. Cónico

i. Auto-rosca

b. Paralelo

i. auto-roscado

III. postos de estética

a. Poste em compósito reforçado com fibra

b. Fibra de carbono/fibra de quartzo/coluna de fibra de vidro

c. Poste de transmissão de luz

d. Sistema Integra- post

e. Postes totalmente em cerâmica

f. Postes de dentina

H. Outras classificações:

I. De acordo com a técnica de fabrico

a. Postes de elenco personalizados:

i. Endopost

ii. Endowel

iii. Parapost

b. Postes pré-fabricados:

i. Lados paralelos - serrilhados e ventilados. Por exemplo, poste paraense.

ii. Sistemas cónicos auto-roscantes. Ex. Dentatus.

iii. Sistemas cónicos de faces lisas. Por exemplo, Kerr, Ash.

iv. Sistemas de postes roscados de lados paralelos. Por exemplo, sistema de postes Radix Anchor, Kurer Anchor.

v. Sistemas de haste dividida, roscada e de lados paralelos. Ex. Flexi post.

II. De acordo com a adequação do posto (de acordo com a BDJ)

a. **Postos de retenção passiva:**

i. Mensagens de elenco

ii. Postes cónicos lisos

iii. Postes paralelos serrilhados

b. **Postos de retenção activos:**

i. Espigões roscados paralelos/cilíndricos

ii. Postos flexíveis

iii. Postos de ancoragem de Kurer

III. De acordo com o material utilizado (Segundo DCNA)[7]
1. Metais

a. Postes fundidos à medida:

i. Ligas de ouro

ii. Ligas de crómio-cobalto

iii. Ligas de níquel-crómio

b. Postes pré-fabricados:

i. Aço inoxidável

ii. Titânio

iii. Latão

2. Não metais:

a. Fibra de carbono Branco/cinzento
b. **Reforçado com fibras:**

i. Fibra de vidro

ii. Fibra de quartzo

iii. Fibra de polietileno tecida

c. **Cerâmica e zircónio**

d. **Postes transmissores de luz CLASSIFICAÇÃO DOS POSTOS ESTÉTICOS**
I.Postes de fibra de polietileno

▪ Ribbond
II. Postes de fibra de vidro

▪ Postes de fibra Kor (Generic Pentron)

III.Postes em fibra de carbono

▪ Composipost

▪ C - Sistemas de postos

IV. Fibras de quartzo ligadas a uma matriz epoxídica

▪ Poste de luz D T (Bisco USA)

▪ Mensagens do Astheti Plus

▪ Postes de luz

V. Postes de cerâmica

▪ **Método direto**

o Cerapost (Lemgo, Alemanha)

▪ **Método indireto**

o Técnica de fundição dividida (postos Inceram)

o Técnica de fresagem por cópia (Nos postos ceramCelay)

o Técnica de duas peças (ER - Sistemas de correio, Brassler Alemanha)

o Técnica de pressão térmica

Cosmopost (Ivoclar)

GERAÇÕES DE SISTEMAS DE POSTES DE FIBRA[15]

Consoante a estética, a composição e a radiopacidade, os pilares de fibra dividem-se nas três gerações seguintes:

Geração 1 (nem radiopaca nem estética)

Composipost C-post
Geração 2 (estético mas não radiopaco)

Esthetic post Light plus
Para pós fibra branca Fibra Kor
Dentatus luscent anchor

Geração 3 (estética e radiopaca)

Poste de iluminação DT

Ilusão do poste de luz DT Poste Rely-X
Luz da neve

FRC postec post

Os postes utilizados habitualmente são Poste de compósito reforçado com fibra Poste de fibra de carbono
Poste de fibra de quartzo Poste de fibra de vidro
Poste de plástico transmissor de luz Sistema de poste Integra
Poste totalmente em cerâmica

MATERIAIS PARA POSTES METÁLICOS PRÉ-FABRICADOS

Os postes metálicos pré-fabricados são normalmente fabricados em platina-ouro-paládio, aço inoxidável, liga de níquel-crómio, titânio puro e liga de titânio. São muito rígidos e, com exceção das ligas de titânio, são muito fortes. Devido ao facto de serem redondas, oferecem pouca resistência às forças de rotação. Isto não é um problema se a estrutura dentária permanecer adequada, mas se a estrutura dentária permanecer mínima, devem ser incorporadas características anti-rotacionais na preparação do pilar com ranhuras ou pinos. Deve ser utilizado um material colado para o núcleo[17] .

A cavilha pré-fabricada pode ser uma cavilha metálica na qual é fundido um núcleo personalizado. Pode ser uma cavilha que pode ser cimentada no canal com uma amálgama ou núcleo composto formado à sua volta. Finalmente, a cavilha pode ser um padrão de plástico de precisão padronizado ao qual é adicionado um núcleo personalizado antes de ser revestido e fundido. O princípio empregue é fazer com que o canal se adapte ao pilar em vez de fazer com que o pilar se adapte ao canal. **Ligas de metal de base** - as ligas de metal de base podem ser utilizadas para pilares pré-fabricados. A sua dureza pode ser uma grande desvantagem no ajuste e pode predispor o dente à fratura da raiz[17] .

O aço inoxidável utilizado nos pilares pré-fabricados contém 18 % de crómio e 8 % de níquel. Devido à elevada rigidez dos pilares de Ni-Cr, é necessária uma menor redução da estrutura dentária, de modo a proporcionar a máxima retenção e resistência à fratura do pilar[18] .

DESVANTAGENS[18] :

1. Os pilares de aço inoxidável contêm níquel, um alergénio que pode lixiviar para os tecidos através dos túbulos dentinários. Por conseguinte, não são biocompatíveis.

2. Risco de corrosão.

3. Têm um ponto de rutura superior a metade do comprimento da raiz

devido à elevada rigidez da coluna.

4. Se estes dentes ficarem fracturados, não podem ser reparados.

5. Dificuldade nos processos de acabamento e polimento.

6. As características físicas não são semelhantes às da dentina.

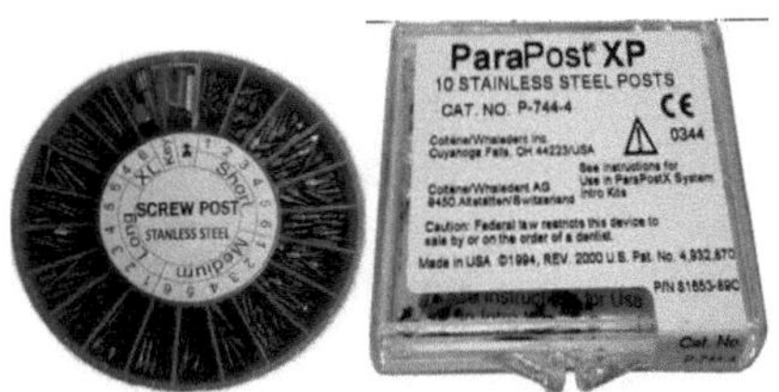

Fig.1: Sistemas de postes em aço inoxidável

Titânio puro e ligas de titânio[17] :

Os postes de titânio foram introduzidos devido a preocupações com a corrosão.

o O titânio puro tem baixa resistência à compressão e à flexão do que as ligas. Tem também uma baixa resistência à fratura e tende a partir-se mais facilmente. Mas é menos corrosivo e mais biocompatível.

o A maioria das ligas de titânio utilizadas nos pilares tem uma radio-densidade semelhante à da guta-percha e do selante, o que torna difícil a sua deteção nas radiografias.

o Os pilares de titânio têm uma baixa resistência à fratura, o que significa que não são suficientemente fortes para serem utilizados em canais de pilares finos. A remoção de pilares de titânio pode ser um problema porque, por vezes, partem quando é aplicada força com um instrumento de remoção de pilares.

o Pode ser necessária a utilização prolongada de energia ultra-sónica para remover os pilares de titânio, o que pode ser prejudicial para o dente ou para os tecidos circundantes. Por estas razões, os pilares de titânio e latão devem ser evitados, uma vez que não oferecem vantagens reais em relação aos pilares metálicos mais resistentes.

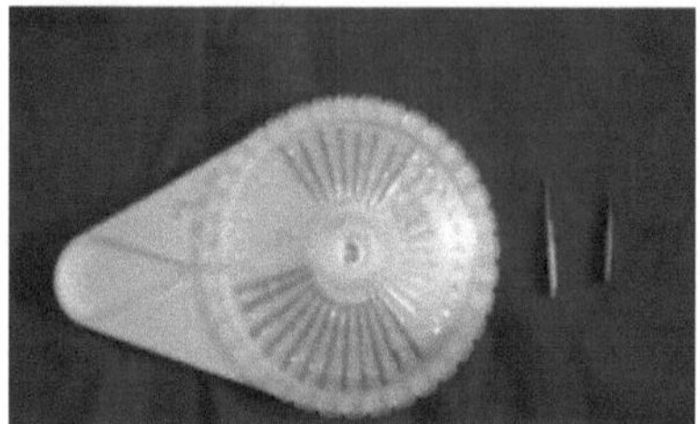
Fig.2: Poste de titânio

Indicações para postes pré-fabricados

o Quando existe uma estrutura dentária com largura e comprimento suficientes.

o Quando as raízes são de secção circular

o Os cortes grosseiros nos padrões dos canais radiculares dificultam o fabrico de padrões para pilares fundidos.

Vantagens

o Relativamente simples de utilizar

o Exigir menos tempo

o Pode ser concluído numa única consulta

o Rentável

o Disponível em várias formas e tamanhos.

o Radiopaco

o Rentável

Desvantagens

o A raiz está a ser concebida para aceitar o pilar, o que enfraquece a estrutura do dente.
o A aplicação é limitada quando uma quantidade considerável de estrutura dentária é perdida

o Reação química possível quando a coluna e o núcleo são de materiais diferentes.

o Estética deficiente

o Propenso à corrosão

o Dificuldade em recuperar o posto ativo

o Os postes cónicos têm um efeito de cunha.

o Muito rígida.

o Menos retentivo no caso de canais ovais.

DESVIOS

Tendo em conta os principais inconvenientes dos sistemas de pilares metálicos (sistema de pilares personalizados e pré-fabricados), os investigadores evoluíram com os sistemas de pilares compósitos reforçados com fibra. Estes servem para alterar não só os procedimentos, mas todo o paradigma do tratamento[11] .

Estes incluem:

✓ Invasão mínima da dentina pós-endodôntica remanescente.

✓ A biocompatibilidade dos materiais de restauração (cimentos, núcleos e cimentos) com as estruturas dentárias naturais remanescentes.
✓ A compatibilidade estética entre o pilar e o núcleo e a facilidade de recuperação.

MATERIAIS PRÉ-FABRICADOS NÃO METÁLICOS/PLÁSTICOS PARA POSTES

Os dentes tratados endodonticamente com perda excessiva de estrutura dentária necessitam de ser restaurados com pilar e núcleo para aumentar a resistência e durabilidade do dente e para conseguir a retenção da restauração. Os pilares não metálicos têm uma qualidade estética superior. Podem ser utilizados vários materiais para a construção de núcleos nos pilares colocados em dentes tratados endodonticamente. Estes materiais apresentam variações na sua ligação com os pilares não metálicos, afectando assim a força e a resistência à fratura da restante estrutura dentária[1] .

Alguns sistemas pré-fabricados de postes e núcleos disponíveis são:

1. Cavilha de plástico de precisão pré-fabricada

a. Paralelo

b. Cónico

2. Cavilha pré-fabricada

3. Cavilha pré-fabricada/núcleo compósito

4. Cavilha roscada pré-fabricada

a. Cavilha roscada paralela pré-fixada

b. Cavilha auto-roscante paralela

c. Cavilha cónica auto-roscante

5. Núcleo de amálgama e de resina composta

6. Postes em fibra de carbono

7. Postes de fibra de sílica

8. Postes de fibra de polietileno

9. Postes translúcidos

Cavilha de plástico de precisão pré-fabricada:

A cavilha de precisão pré-fabricada faz parte de um sistema em que a cavilha é concebida para se adaptar a um espaço do canal moldado por um instrumento específico de tamanho e configuração correspondentes. Isto difere do núcleo de cavilha personalizado porque o canal é preparado para encaixar a cavilha em vez de ser feito um padrão como uma impressão do aspeto interno do dente. O ajuste resultante pode não ser tão exato, mas é normalmente aceitável do ponto de vista clínico. As cavilhas de plástico de precisão estão disponíveis em configuração paralela e cónica. As cavilhas paralelas apresentam uma retenção superior. Estudos revelaram que as cavilhas paralelas são 1,9 vezes, 3,3 vezes e 4,5 vezes mais retentivas do que as cavilhas cónicas pré-fabricadas de igual comprimento. Se a superfície for serrilhada, a retenção é ainda melhorada[11] .

a. Cavilha de plástico paralela de precisão[11,19] :

Os modelos de cavilhas pré-fabricadas paralelas estão disponíveis com uma superfície serrilhada e geometria de lados paralelos **(Para-Post)**. Foi concebido para ser utilizado com um ou mais pinos paralelos colocados na dentina periférica do canal, sendo estes modelos utilizados ocasionalmente como dispositivo de retenção acessório. Os pinos actuam principalmente como características anti-rotacionais, embora possam adicionar alguma retenção e resistência aos pinos que não possuem essas qualidades devido ao tamanho ou morfologia do dente. O Para-Post é fabricado com uma ranhura ao longo de todo o seu comprimento para atuar como uma abertura para o cimento.

Requisitos:

✓ As condições que permitem a utilização de um padrão de cavilha plástica paralela serrilhada incluem uma raiz bastante volumosa e um canal que é essencialmente reto.

✓ A cavilha selecionada deve ser suficientemente grande em diâmetro para incluir a parte coronal do canal, mas suficientemente pequena para deixar uma espessura adequada de dentina na extremidade apical.

✓ Se a porção coronal do canal tiver sido excessivamente alargada, uma cavilha pequena pode encaixar com demasiada folga, e uma cavilha maior pode fazer com que seja deixada estrutura dentária insuficiente na secção apical. Também é necessário avaliar a estrutura dentária disponível para a colocação do pino.

✓ Se o volume for insuficiente para acomodar os pinos, podem ser preparadas chaves nas paredes do canal.

✓ Os postes paralelos proporcionam uma maior retenção e criam menos tensão do que os postes cónicos, por exemplo, o Whaledent Para-Post, o Boston post e o Parkell's parallel post.

✓ Também está disponível um modelo modificado de pilar de faces paralelas com extremidade apical cónica (modelo de Schanker)

✓ O fator mais importante na retenção de uma cavilha paralela de precisão, como acontece com qualquer cavilha, é o comprimento. Uma avaliação do comprimento do espaço da cavilha deve ter este facto em consideração. A cavilha deve ter, pelo menos, o maior comprimento possível sem invadir os 4,0 mm apicais da obturação endodôntica.

✓ Os postes de plástico com código de cores estão disponíveis em diâmetros de 1,25 mm. (vermelho),

1,50 mm. (preto), e 1,75 mm. (verde). Podem também ser obtidos diâmetros de 0,9 mm e 1,0 mm.

✓ Existe um dispositivo de paralelização para cada um dos diâmetros a utilizar em conjunto com uma broca helicoidal Paramax de 0,7 mm.

✓ Os pinos de plástico são utilizados para uma impressão se for utilizada a técnica indireta, e os pinos de Iridio-platina são utilizados para o padrão de cera e para a moldagem.

✓ Um dente que esteja a ser considerado como candidato a uma restauração com um núcleo de pino Para-Post não deve ser excessivamente afilado e deve existir uma quantidade adequada de estrutura dentária para a colocação do pino à volta da periferia do canal.

➢ A preparação do canal é efectuada, utilizando o tamanho adequado de broca do kit Para Post.

➢ O gabarito de paralelização e uma broca Paramax de 0,7 mm são utilizados para colocar furos de pinos paralelos ao espaço da cavilha.

➢ Após a inserção do molde de plástico e dos pinos de irídio-platina, a parte central do molde é fabricada a partir de resina acrílica autopolimerizável

➢ A preparação do núcleo é efectuada, produzindo nele o contorno de uma preparação de coroa para uma coroa de porcelana fundida com metal

➢ O núcleo de cavilha fundido é verificado quanto ao assentamento completo e ao ajuste adequado. Quaisquer modificações necessárias no núcleo devem ser efectuadas antes da cimentação.

➢ O fabrico da coroa definitiva está agora concluído. A restauração com núcleo de cavilha é tratada como se fosse um preparo em estrutura dentária natural.

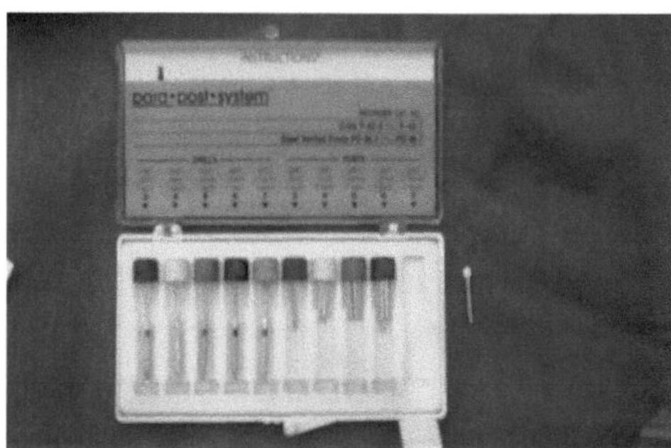

Fig.3: Sistema Para- Post

b. Cavilha de plástico cónica de precisão[11,19]

A maioria dos sistemas de cavilhas de plástico de precisão que são comercializados atualmente são cónicos com o cone a variar entre $1,1^0$ e $6,2^0$. Idealmente, a utilização de uma cavilha plástica de precisão cónica com um alargador do mesmo tamanho evita a necessidade de voltar a revestir a cavilha no canal quando o núcleo da cavilha é fabricado.

A utilização de um cone é defendida por alguns autores porque se aproxima mais da configuração cónica das raízes, diminuindo assim a hipótese de uma perfuração lateral durante a preparação da cavilha.

As cavilhas cónicas apresentam a menor tensão durante a cimentação, mas tendem a ter um efeito de cunha. Para fazer corresponder com precisão o padrão de plástico cónico à preparação da cavilha, pode ser necessário cortar um pouco do comprimento da extremidade mais pequena do padrão ou reinstrumentar o canal para o alargar ligeiramente, dependendo se a cavilha está demasiado solta ou demasiado apertada.

Isto deve ser efectuado com muito cuidado, comparando a profundidade da preparação da cavilha e o comprimento do padrão da cavilha. Caso contrário, é possível introduzir uma cavilha cónica no canal, entrando em contacto com as paredes sem que a cavilha esteja totalmente encaixada. O operador pode interpretar erradamente o ligeiro puxão que sente como uma manifestação de um encaixe correto, por exemplo, Kerr Endopost, Mooser post

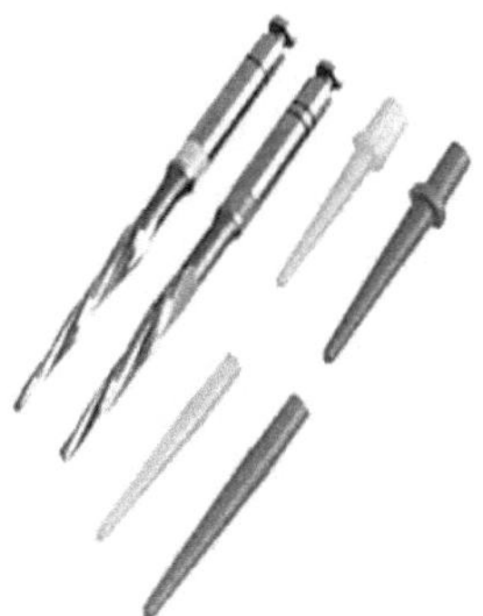

Fig.4: Cavilha de plástico cónica de precisão

As cavilhas cónicas de plástico mais utilizadas são:

(i) Kit de instrumentos calibrados[20]

Os pilares endodônticos C-I da Parkell fazem parte de um sistema de "instrumentos calibrados" concebido para reter núcleos de restauração e reforçar dentes tratados endodonticamente, quando utilizados com o sistema de ligação de resina adequado. Todos os pilares do sistema partilham características comuns de um orifício cónico para segurança da raiz, um pescoço reforçado para rigidez, uma cabeça de pilar retentiva, excelente radiopacidade e um conjunto unificado de brocas de pilar para maior comodidade.

Todos os postes estão disponíveis nos tamanhos Médio e Fino.

Os pilares C-I White™ são excelentes para situações estéticas em que a cor da cabeça do pilar pode escurecer coroas translúcidas de cerâmica pura.

São compostas por fibras de vidro entrançadas embebidas em resina epóxi forte mas resiliente para uma grande resistência. A cabeça ligar-se-á à resina composta do núcleo, quando tratada com o agente de ligação composto adequado[20] .

Os pilares com padrão de plástico C-I são utilizados para fabricar pilares metálicos fundidos fortes utilizando a técnica de pilar fundido direto ou indireto. São mais bem utilizados como pilares de suporte para restaurações protéticas fixas opacas totalmente em metal ou fundidas com porcelana em metal.

Os pilares de aço inoxidável C-I são utilizados para fabricar rápida e facilmente pilares resistentes com núcleos de compósito colados que podem reforçar todos os tipos de restaurações protéticas fixas, na situação clínica adequada.

O kit C.I (Calibrated instrumentation) é composto por três instrumentos rotativos. A preparação da cavilha é iniciada com uma broca helicoidal bi-nível. Depois de preparado o canal inicial, este é alargado com um alargador pontiagudo. O diâmetro final e a conicidade são obtidos com uma broca de fissura cónica cujo tamanho e conicidade correspondem aos do padrão de cavilha. Os padrões de faces lisas têm uma conicidade de $2,6^0$, e estão disponíveis em dois tamanhos: 1,0-1,3 mm e 1,2-1,6 mm. Os dois números em cada conjunto indicam os diâmetros na ponta e a 10 mm da ponta. Existe um conjunto de instrumentos separado para cada tamanho de cavilha[20] .

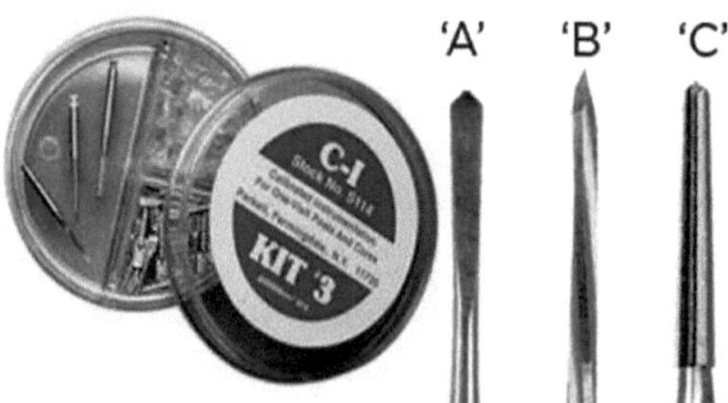

Fig.5: Kit de postes endodônticos C-I (Calibrated instrumentation) de Parkell

(ii) Kit Colorama

Existem cinco tamanhos de padrões no Kit Colorama: 0,8-1,3 mm, 0,9-1,4 mm, 1,0-1,6 mm, 1,0-1,8 mm e 1,1-2,0 mm. Os padrões de cavilhas de lados lisos são, na realidade, uma combinação de lados cónicos e paralelos, com a parte cónica a aumentar em comprimento de 5,0 mm na cavilha mais pequena para 9,0 mm na maior, a parte cónica tem um ângulo de convergência de 6,2⁰ . A preparação da cavilha é efectuada com um alargador de motor com código de cores de tamanho correspondente, que é cónico perto da ponta e tem lados paralelos adjacentes à haste[19] .

(iii) Posts P-D

São modelos de cavilhas de plástico de lados lisos com um ângulo de convergência uniforme de 1,6⁰ . O espaço da cavilha é preparado com um escareador de conicidade e diâmetro semelhantes. Cada escareador tem um batente metálico deslizante ajustável que é mantido no lugar com um parafuso de ajuste. Os modelos estão disponíveis em tamanhos: 0,9-1,3 mm, 1,1-1,5 mm, 1,3-1,7 mm, 1,7-2,1 mm e 1,9-2,3 mm.

(iv) Sistema Endowel

Difere dos outros pelo facto de os seus padrões de cavilhas cónicas lisas corresponderem aos instrumentos manuais, ou seja, as limas e os alargadores endodônticos normalizados. Por conseguinte, apresentam a conicidade de 1,1⁰ dos instrumentos endodônticos normalizados. As cavilhas estão disponíveis em oito tamanhos: 7⁰ (0,7-0,9 mm), 8⁰ (0,8-1,0 mm), 9⁰ (0,9-1,1 mm), 10⁰ (1,0-1,2 mm), 11⁰ (1,1-1,3 mm), 12⁰ (1,2-1,4 mm), 13⁰ (1,3-1,5 mm) e 14⁰ (1,4-1,6 mm). Em cada par de números, o primeiro designa o diâmetro na ponta, enquanto o segundo representa o diâmetro a 0,2 mm da ponta.

• A preparação para o núcleo de cavilha é iniciada aproximando a preparação para a restauração final, uma coroa de porcelana fundida com metal. Isto facilitará o fabrico posterior de um padrão de núcleo com contornos adequados.

• Uma série de limas manuais será utilizada para ampliar e alongar o canal até o tamanho desejado. Como são utilizadas limas manuais endodônticas padronizadas, esta etapa pode estar quase concluída no momento do tratamento endodôntico e ser apenas retocada nesta altura.

• Deve ser colocada uma ranhura na boca do canal para proporcionar resistência anti-rotativa. São feitas ranhuras verticais com 3-4 mm de comprimento em dentes com uma única raiz, e uma cavilha curta num segundo canal é usada para resistência anti-rotativa no caso de dentes com várias raízes.

• O molde do núcleo da cavilha será fabricado com o tamanho correspondente do molde cónico de plástico Endowel. Pode ser utilizado para fazer uma impressão para a técnica indireta, ou pode ser fixado um núcleo direto à cavilha no dente. Tanto a cera como a resina foram descritas para este fim. Moldar a massa coronal de resina para a formar numa preparação de coroa para a restauração que será finalmente colocada no dente. O dente está pronto para ser restaurado com uma coroa, tratando a porção da forma coronal do dente, que foi construída com o núcleo, como se fosse a estrutura do dente.

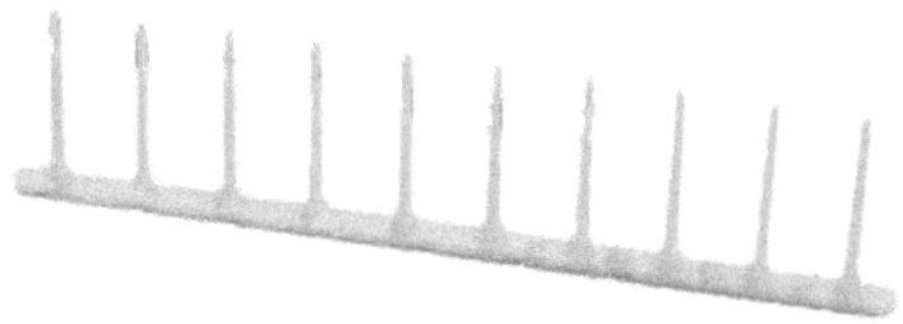

Fig.6: Postes cónicos de plástico Endowel

c). Cavilha pré-fabricada:

Outra abordagem ao fabrico de núcleo de cavilha é aquela em que uma cavilha pré-fabricada de precisão é ajustada em tamanho a uma broca ou alargador manual. Após a preparação da cavilha estar concluída, a cavilha pré-fabricada é encaixada no canal. O núcleo é então feito de resina ou cera através da técnica direta ou indireta. A cavilha metálica e o seu padrão de núcleo anexado são investidos e o núcleo é queimado. De seguida, o núcleo é fundido em metal.

Vantagens:

1. Parte do núcleo da cavilha já está concluída antes mesmo de se iniciar o procedimento.

2. Resistência superior de uma cavilha forjada ou estirada quando

comparada com uma cavilha fundida, especialmente quando a cavilha tem menos de 1,5 mm de diâmetro. As cavilhas pré-fabricadas foram fabricadas com uma variedade de materiais: ouro, ouro-platina-paládio. Irido-platina, fio platinizado, níquel-cobalto-crómio e aço inoxidável. O núcleo pode ser fabricado pela técnica direta ou indireta. Estão disponíveis cavilhas paralelas e cónicas.

Um sistema comummente utilizado tem sido o Endo-Post, que também foi agrupado sob a designação de cavilha de plástico cónica de precisão. A preparação para este tipo de núcleo de cavilha é idêntica à da cavilha de plástico paralela de precisão.

d). Cavilha pré-fabricada / Núcleo de resina composta:

Talvez o método mais simples e mais eficiente para o fabrico de uma restauração com núcleo de pino seja o núcleo de resina composta em combinação com um pino de aço inoxidável pré-fabricado. Todo o procedimento, desde a conclusão da obturação endodôntica até à preparação da coroa acabada, pode ser realizado numa única consulta. Este sistema pode ser utilizado com sucesso numa vasta gama de situações clínicas. Num extremo, este tipo de cavilha demonstrou fortalecer significativamente os dentes sem qualquer destruição coronal para além da preparação do acesso endodôntico. No outro extremo do espetro, a cavilha pré-fabricada/núcleo de resina composta pode ser utilizada para restaurar dentes anteriores e posteriores que tenham pouca ou nenhuma estrutura dentária coronal intacta. A resina composta é fácil e rapidamente colocada como material de núcleo, e tem a vantagem adicional de ser completamente polimerizada em minutos, permitindo que o trabalho na preparação do núcleo avance imediatamente. As preparações dos núcleos de amálgama, por outro lado, têm muitas vezes de ser adiadas até uma consulta posterior. A resina requer menos volume de material de núcleo, tornando-o o material de escolha para dentes anteriores onde o espaço à volta da cavilha é muitas vezes mínimo. A cavilha pré-fabricada / núcleo de resina composta é adequada para a restauração de dentes anteriores isolados. No entanto, a maioria dos pilares de pontes anteriores devem ter núcleos de pinos fundidos. Muitos molares que necessitam de coroas também podem ser restaurados com este sistema. Duas ou três cavilhas podem normalmente ser colocadas para resistir a forças direccionadas obliquamente, e existe normalmente espaço para uma quantidade generosa de material de núcleo. Em molares com excessiva destruição da estrutura coronal do dente ou com linhas de acabamento muito profundas, a amálgama pode ser o material de eleição em vez da resina composta. A porção de cavilha do núcleo de cavilha/resina composta actua para resistir a quaisquer forças laterais colocadas na coroa. Tem-se o cuidado de estender as linhas de acabamento para a restauração final bem abaixo do núcleo de resina composta. Isto dá ao dente um efeito de virola para resistir a quaisquer forças verticais. Os pinos auxiliares devem ser utilizados rotineiramente para resistir a quaisquer forças de rotação exercidas sobre a restauração. Está também provado que os pinos embebidos no material do núcleo ao longo de um dente podem ter um efeito de reforço e resistir a forças de fratura na raiz. A cavilha pré-fabricada/núcleo de resina composta pode também ser utilizada para restaurar um dente previamente coroado que tenha sido tratado endodonticamente. A cabeça da cavilha é aparada para caber dentro dos limites da preparação de acesso e a cavilha é cimentada. O espaço à volta da cabeça é então restaurado com amálgama ou compósito. Existem várias cavilhas de aço inoxidável pré-fabricadas, tanto de faces paralelas como cónicas, que são adequadas para utilização com núcleos de resina composta. A técnica para todos estes sistemas é praticamente a mesma, com apenas pequenas modificações no método de instrumentação do canal. Todos eles devem ser utilizados com pinos auxiliares.

Os sistemas de cavilhas pré-fabricadas utilizados são

1. Sistema BCH

2. Kit C.I. (instrumento calibrado)

3. Cavilha Colorama

4. Ellmannubond Mensagens rápidas

5. P-D poste da coroa

6. Para-post

O sistema BCH é composto por dois ou três comprimentos em cada um dos cinco diâmetros, num total de 14 tamanhos. Destinam-se a ser utilizadas com os alargadores Peeso e estão disponíveis nos diâmetros de 0,8 mm, 1,0 mm, 1,2 mm, 1,4 mm e 1,6 mm. As cavilhas são serrilhadas e de lados paralelos, com pontas cónicas e um botão redondo na extremidade oclusal[19] .

Os EllmanNuBond Fast Posts são cavilhas de aço inoxidável serrilhadas com um cone de $1,6^0$. O canal é preparado com alargadores cónicos de tamanhos correspondentes. Existem seis tamanhos: 0,9-1,2 mm, 1,1-1,4 mm, 1,3-1,6 mm, 1,5-1,8 mm, 1,7-2,1 mm e 1,9-2,3 mm.
O kit C.I., a cavilha Colorama, o pilar de coroa P-D também foram agrupados na cavilha de plástico cónica de precisão e o pilar Para-post na cavilha de plástico paralela de precisão que foi descrita anteriormente.

A preparação coronal para o núcleo de cavilha pré-fabricado/resina composta é efectuada da mesma forma que para um núcleo de cavilha fundido personalizado.

➢ Quando a preparação do espaço do canal é iniciada, alguma da guta-percha na porção coronal do canal pode ser removida com um instrumento quente. O comprimento é estabelecido com um alargador Peeso ou uma broca Gates-Glidden.

➢ A modelação do canal é agora efectuada com a broca Para-Post.

➢ Os orifícios dos pinos são perfurados à volta do espaço do canal para que possam ser colocados pinos auxiliares.

➢ Os orifícios dos pinos são perfurados a uma profundidade de 2 mm com uma broca helicoidal auto-limitada de 0,5 mm. Não é necessário que estes orifícios sejam paralelos ao canal

➢ Os pinos podem agora ser colocados, os pinos cimentados são preferidos por alguns autores porque os pinos auto-roscantes produzem stress e podem causar fissuras dentinárias. Se houver um volume adequado de estrutura dentária e se o dente tiver estado não vital durante um curto período de tempo, de modo a que a resiliência não seja afetada, podem ser utilizados pequenos pinos roscados.

➢ É utilizada uma chave manual numa área de fácil acesso. Quando os pinos forem enroscados no local, parar assim que encontrar qualquer resistência para evitar a fratura dentinária. "Recuar" ligeiramente para reduzir a tensão, mas não o suficiente para produzir um ajuste frouxo. Os pinos são encurtados, se necessário, para garantir que ficam dentro dos limites da preparação concluída e não interferem com a colocação da cavilha. Devem ser deixados expostos pelo menos 2,0 mm de cavilha.

➢ A cavilha de aço inoxidável é agora experimentada no espaço preparado. Qualquer redução no comprimento deve ser efectuada a partir da extremidade apical, uma vez que a cabeça da cavilha pode proporcionar uma maior retenção do material do núcleo. A cavilha deve ficar bem encaixada no canal. Se isso não acontecer, o canal foi excessivamente instrumentado.

➢ Uma mistura fina de cimento é feita de fosfato de zinco, policarboxilato ou cimento de ionómero de vidro.

➢ O cimento é colocado no canal. Para este efeito, pode ser utilizado um obturador endodôntico, uma sonda periodontal ou uma espiral de lentulo.

➢ É colocada uma camada generosa de cimento na cavilha. A cavilha é empurrada lentamente até ao fim do espaço do canal, dando tempo para que o excesso de cimento saia. Mantenha a cavilha no lugar com a pressão dos dedos até que ocorra a presa inicial do cimento.

➢ Depois de o cimento ter atingido a sua presa inicial, o excesso é removido da porção coronal da cavilha e à volta dos pinos.

➢ Uma banda de matriz ou forma de coroa é colocada à volta do dente para permitir a colocação de resina composta

➢ A preparação para uma coroa de porcelana fundida em metal é efectuada com pedras de diamante numa peça de mão de alta velocidade, tratando a resina composta como se fosse a estrutura do dente.

➢ A coroa de porcelana fundida em metal pode agora ser fabricada sobre o núcleo de resina composta, que é retido e reforçado por uma cavilha de aço inoxidável

e).Poste roscado

Cavilha roscada paralela pré-aparafusada[21]

Este é outro tipo de bucha que permite completar a construção do dente numa única consulta. Utiliza roscas nos seus lados paralelos para retenção e é inserida num canal cujas paredes são pré-rosqueadas com uma torneira especial. Difere de outros tipos de cavilha porque não é inserida passivamente no canal e mantida no lugar inteiramente pelo cimento. Quer esta cavilha roscada seja retida por interação mecânica, ou simplesmente aumentando a área de superfície duas ou três vezes, demonstra uma retenção superior a outros tipos de cavilhas.

Tem sido manifestada preocupação quanto ao aumento do potencial de fratura radicular através da introdução de cavilhas no canal. As tensões geradas pelas cavilhas roscadas são certamente maiores do que as geradas pelas cavilhas retidas apenas por cimento. No entanto, os testes mecânicos demonstraram que, quando a rosca é utilizada abundantemente, não é possível induzir a fratura. Como em qualquer dispositivo de retenção roscado, existe algum risco para o dente. O risco é mínimo se o dente em que vai ser colocado for bem selecionado e se a cavilha for usada corretamente. O sistema de ancoragem Kurer não deve ser utilizado em dentes com paredes finas e frágeis, nem deve ser utilizado por um operador com mãos pesadas.

A âncora de coroa da Kurer é um sistema de cavilha roscada paralela pré-fabricada. A âncora de coroa é constituída por uma haste roscada de aço inoxidável (cavilha) com uma cabeça de latão ranhurada (núcleo). O canal é alargado com um alargador de motor alongado e o seu orifício é contra-fundido com um facetador de raiz. De seguida, utiliza-se uma torneira para roscar o canal para a inserção da âncora.

O Fin-Lock da Kurer utiliza uma "barbatana da face da raiz" roscada ou uma porca de bloqueio para encaixar contra a face da raiz contra-afundada. Um colar estreito perto da extremidade ranhurada serve como retenção adicional para o núcleo de resina composta que será adicionado após a cimentação da âncora.

O Kurer Crown Saver é uma cavilha roscada simples que não tem cabeça nem porca de bloqueio e, por isso, não requer a utilização de um instrumento de contacto com a raiz. Consiste numa cavilha roscada paralela que é cimentada no canal e serve de retenção para uma construção de resina composta.

✓ A preparação do espaço da cavilha será realizada com um escareador de motor, que se assemelha ao escareador Peeso, exceto no que diz respeito ao maior comprimento das estrias de corte (15 mm em comparação com 8,0 mm para um escareador Peeso n.º 6).

✓ Um facetador de raiz é utilizado para proporcionar uma contra-fundação plana na superfície da raiz à volta da boca do canal. A contra-fundação permite que a cabeça ou núcleo da âncora assente completamente na estrutura do dente, proporcionando resistência a forças direccionadas obliquamente. Proporciona proteção à cabeça e torna-a menos suscetível à fratura. Prepare o escareador com uma profundidade mínima de 1,0 mm.

✓ Utilizar a torneira para roscar os canais, uma vez que este é o momento de maior acumulação de tensão, pelo que deve ser feito com cuidado. Utilizar apenas torneiras novas e afiadas e uma torneira deve ser deitada fora quando as âncoras do seu kit estiverem gastas.

✓ A âncora é experimentada para estabelecer o seu comprimento e determinar o ajuste necessário no comprimento da cavilha

✓ A cabeça ou núcleo da âncora deve ser moldada de modo a assemelhar-se aos contornos de uma preparação de coroa para a restauração final. Normalmente são necessários quatro ajustes.

- O bordo do incisivo terá provavelmente de ser encurtado.

- A porção incisal da superfície facial deve ser reduzida para deslocar o ângulo da linha incisivo-facial para a lingual.

- Deve ser criada uma área côncava nos 2/3 incisais da superfície lingual

- As paredes axiais devem ser ligeiramente cónicas.

✓ Na cabeça de latão é cortada uma ranhura em ângulo reto em relação ao bordo incisal. Isto é feito para aparafusar a âncora no dente durante a cimentação.

✓ Uma abertura de escape de cimento é extremamente importante para o assentamento de uma cavilha roscada. Cortar uma grande ranhura em forma de V desde a extremidade apical da cavilha até à base do núcleo.

✓ Prepare uma mistura fina de cimento de fosfato de zinco na placa de vidro e aplique uma camada fina e uniforme sobre a cavilha. Não coloque qualquer cimento no canal. O cimento não desempenha um papel significativo na retenção da cavilha roscada, mas é importante como selante.

✓ Insira a cavilha no canal e enrosque-a na posição correcta com a chave de fendas. Pare de vez em quando para permitir que o excesso de cimento saia da abertura. Se a cavilha tiver tendência a assentar demasiado, ou seja, a rodar para além da posição em que as características faciais e linguais estão devidamente alinhadas, não hesite em inverter a âncora 1/8 ou 1/4 de volta para produzir o alinhamento correto.

✓ Quando o cimento tiver endurecido, o dente que foi construído com a **âncora de coroa Kurer** está pronto para o fabrico da restauração final

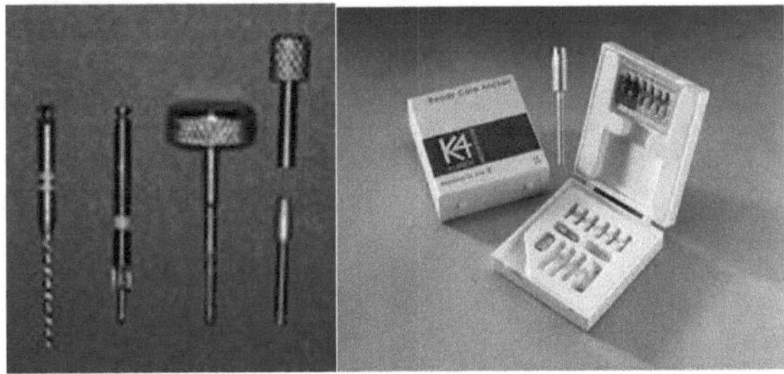

Fig.7: Sistema de postes de ancoragem Kurer

Cavilha auto-roscante paralela[19] :

Este tipo de cavilha oferece um dispositivo de retenção que é intermédio entre a cavilha de aço inoxidável/núcleo de resina composta e a âncora de coroa com rosca paralela pré-preparada. A retenção proporcionada por este tipo de cavilha, cujas roscas são muito separadas e pouco profundas, é 94% superior à de uma cavilha serrilhada de aço inoxidável do mesmo tamanho.

A âncora auto-roscante é 17-45% menos retentiva do que as âncoras roscadas de tamanho semelhante. Uma vez que a âncora radix utiliza roscas para grande parte da sua retenção, é capaz de produzir tensão na raiz. Continuar a roscar a âncora depois de encontrar resistência pode resultar na fratura da raiz ou na remoção das roscas.

Se se permitir que o vértice da cavilha entre em contacto com a estrutura dentária de suporte, serão geradas tensões apicais elevadas. A concentração de tensões elevadas desenvolver-se-á na parte coronal da raiz se os flanges coronais da cabeça entrarem em contacto com a face da raiz.

Para evitar estes problemas, recomenda-se que a cavilha seja invertida ou recuada meia volta quando se sentir uma ligeira resistência à rosca durante a cimentação.Radix Crown Anchors é uma marca de cavilhas paralelas auto-roscantes. Estão disponíveis em três diâmetros, 1,15 mm, 1,35 mm e 1,6 mm. A âncora é constituída por uma espiral retentiva de baixo perfil e uma cabeça com cinco filas de aletas ou lamelas que retêm o núcleo de resina composta que é construído à sua volta. São utilizados alargadores Maillefer de tamanhos adequados para o alargamento do canal.

A espiral roscada pouco profunda na coronal 60% da cavilha é interrompida por quatro aberturas de cimento que percorrem o comprimento da cavilha a chave de ancoragem, utilizada para enfiar a cavilha no canal, tem quatro pontas que encaixam firmemente em quatro ranhuras nos lados da cabeça. A âncora funciona melhor em dentes cujas coroas clínicas têm algum comprimento e volume

✓ Comece a preparação do dente para a cavilha auto-roscante paralela removendo a maior parte da estrutura coronal do dente com um diamante numa peça de mão de alta velocidade.

✓ Comece a preparação do espaço da cavilha com escareadores Peeso, que são mais pequenos do que o escareador Maillefer de tamanho correspondente destinado ao tamanho escolhido da âncora. Os alargadores têm uma configuração semelhante à dos alargadores Peeso, exceto no que diz respeito ao maior comprimento das ranhuras de corte no alargador Maillefer.

✓ A chave de ancoragem fornecida com o kit é utilizada inicialmente para a perfuração do canal e depois para a reinserção da âncora no dente durante a cimentação

✓ À medida que o cimento assenta à volta da cavilha, remova o excesso das lamelas da cabeça e da parte inferior perto da face da raiz. O dente está então pronto para o fabrico do núcleo de resina composta à volta da cabeça de ancoragem

✓ A preparação para a restauração definitiva será efectuada no núcleo de resina composta com uma pedra de diamante numa peça de mão de alta velocidade.

✓ A restauração final é colocada sobre o núcleo de resina composta que é fixado com uma **âncora Radix**

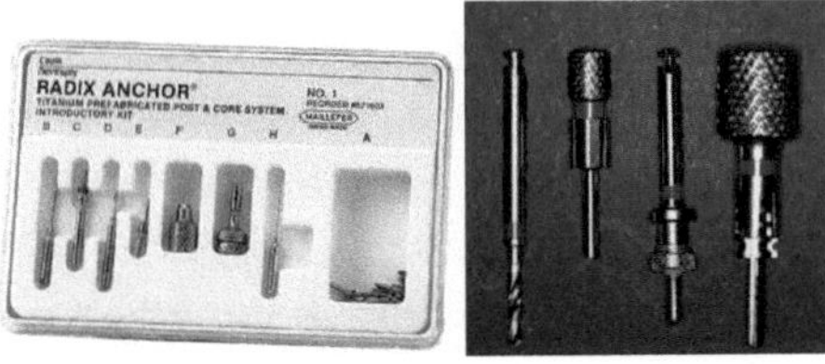

Fig.8: Sistema de postes de ancoragem Radix

Cavilha cónica auto-roscante[19] :

Este tipo de cavilha é utilizado há mais de 50 anos. É a mais simples de todas as cavilhas roscadas. A conicidade das cavilhas é variável. Muitas delas têm dois cones: um na ponta e outro para o corpo principal da rosca. A conicidade da ponta pode ser tão pequena como $1,0^0$ e tão grande como $3,0^0$. A conicidade é menor nas cavilhas longas e finas e maior nas cavilhas curtas e grossas. A conicidade no corpo principal da rosca pode variar entre $3,0$ -30^{00} . Um núcleo de amálgama ou de resina composta é normalmente fabricado à volta da cavilha depois de esta ser cimentada.

Indicações:

Devido ao tamanho da cavilha e à cabeça volumosa, as cavilhas cónicas auto-roscantes estão geralmente limitadas à utilização em molares. É frequentemente utilizada em dentes com um mínimo de estrutura dentária coronal e múltiplos canais divergentes.

A relação não paralela contribui para as qualidades de retenção da cavilha auto-roscada. Cavilha. A sua utilização deve ser reservada principalmente para restaurações de um único dente.

Vantagens

1. A cavilha cónica auto-roscante é simples e fácil de utilizar.

2. O facto de envolver a dentina com as suas roscas proporciona, sem dúvida, uma excelente retenção.

3. O núcleo de cavilha pode ser colocado numa única consulta, muitas vezes pode ser feito na consulta durante a qual a obturação endodôntica é realizada.

Desvantagens

1. Este tipo de cavilhas também produz uma elevada concentração de tensões devido às suas acções em cunha, mais graves do que as observadas noutros tipos de cavilhas roscadas.
2. O perigo de fratura da raiz é mais grave quando é aplicado um binário excessivo ou quando a cavilha é demasiado torcida.
3. Observou-se que as cavilhas de maior diâmetro causam fracturas radiculares, especialmente nos dentes com canal ovoide.

Tem sido recomendado que as cavilhas cónicas e auto-roscantes sejam passivamente. cimentadas em canais ligeiramente sobredimensionados. Numa ligeira modificação, deve ser cimentada uma cavilha com um ajuste deslizante apertado, engatando as roscas não mais do que uma única volta durante o assentamento.

Este tipo de cavilhas tem sido comercializado sob diferentes marcas, das quais a Dentatus Screw post é a mais comummente utilizada. Atualmente está marcado em aço inoxidável e latão dourado, disponível em 6 diâmetros, 1,0 mm, 1,2 mm, 1,3 mm, 1,5 mm, 1,6 mm e 1,8 mm. Existem quatro comprimentos de cavilhas, 7,8 mm, 9,3 mm, 11,8 mm e 14,2 mm. A cabeça de cada coluna de parafuso é quadrada, com duas ranhuras cruzadas na extremidade. São fornecidas duas chaves de assento com o sistema, uma das quais foi concebida para encaixar internamente na cabeça da cavilha para permitir a colocação da cavilha em áreas apertadas. Também permite a inserção de uma cavilha cuja forma e tamanho da cabeça tenham sido alterados.

Uma segunda chave encaixa-se sobre a cabeça da cavilha, é útil em dentes severamente partidos nos quais a cabeça da cavilha está inalterada. O Dentatus Screw Post deve ser considerado para dentes molares em que a restauração da porção coronal do dente está para além do âmbito do núcleo retido por pino típico.

✓ Os espaços para as cavilhas são agora preparados nas raízes mais rectas e mais volumosas. Na maioria dos casos, é possível colocar dois pinos. O canal distal de um molar mandibular e o canal palatino de um molar maxilar são geralmente os mais adequados para acomodar a cavilha primária.

✓ Os **Dentatus Screw Posts** são preparados para a cimentação, experimentando-os e fazendo quaisquer ajustes necessários

✓ Pode agora ser colocado um núcleo de amálgama ou de resina composta. Não serão necessários pinos auxiliares, exceto se for utilizada apenas uma cavilha. Nestes casos, os pinos devem ser colocados como componentes de retenção anti-rotativos.

✓ A preparação do núcleo é efectuada com brocas e diamantes como se se tratasse de uma estrutura dentária. Num núcleo de amálgama deste tamanho, é provavelmente melhor adiar a preparação para uma consulta posterior. A utilização de uma amálgama esférica com alto teor de cobre permite obter um conjunto suficientemente duro para efetuar a preparação na mesma consulta. Mesmo a sua superfície é mais facilmente instrumentada numa consulta posterior, no entanto a coroa pode ser fabricada sobre o núcleo da forma habitual.

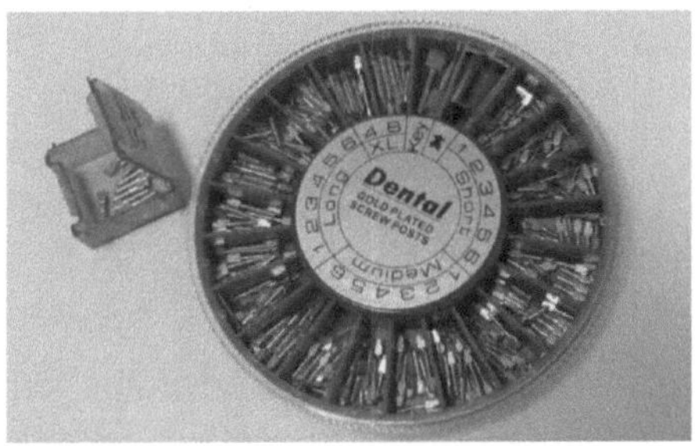

Fig.9: Parafusos do Dentatus

	ESPECI	FICAÇÃO DE VAR	IOUS POST SYSTEMS	
S.n.	Postos	Cónico	Tipo	Superfície
1	BCH	0 grau	Aço inoxidável	Serrilhada
2	Colorama	0-6 graus	Aço inoxidável	Suave
3	Dentadura	Variável	Banhado a ouro/latão	Roscado
4	Enpostar	1.1 grau	Padrão de plástico de precisão	Suave
5	Endopost	1.1 grau	Metal precioso pré-fabricado	Suave
6	Âncora de Kurer	0 grau	Aço pré-perfurado	Roscado
7	Para-post	0 grau	Aço inoxidável/ padrão de plástico precioso	Serrilhada
8	Âncora radix	0 grau	Aço	Roscado

Tabela.1: Especificações de vários sistemas de postes

6. Núcleo de amálgama e de resina composta:

Nem todos os dentes tratados endodonticamente necessitarão da utilização de uma cavilha no seu canal para reter o núcleo e ajudar a coroa a suportar as forças oclusais. A maioria dos molares pode ser restaurada com sucesso sem um pino. A sua maior circunferência geralmente elimina a necessidade de uma cavilha para reforçar o dente. Os pinos auto-roscantes são os mais retentivos de todos os pinos. A retenção do núcleo de amálgama está sujeita a diversas variáveis. A profundidade de inserção dos pinos na dentina terá um papel importante na sua retenção. A profundidade óptima para os pinos auto-roscantes foi fixada em 2 mm, enquanto que para os pinos cimentados é de 3-4 mm. O pino também deve estender-se 2 mm do dente para dentro da amálgama. Em geral, é consistente com a recomendação empírica de 1 pino para cada ângulo de linha ausente da estrutura dentária, 1 pino por cúspide ausente e 1 pino por parede ausente. Por outro lado, à medida que o número de pinos é aumentado para produzir maior retenção, o amálgama e a dentina são simultaneamente enfraquecidos.

Os núcleos de resina composta foram descritos para utilização com diferentes tipos de cavilhas. Também podem ser utilizados com pinos em vez de núcleos de amálgama para a restauração de molares com alguma estrutura dentária coronal remanescente. Para além de ser fácil de manipular e forte, a resina composta tem a grande vantagem de permitir a inserção do núcleo e a preparação da coroa numa só consulta. No lado negativo, os núcleos de resina composta apresentam maior microfugas do que os núcleos de amálgama. Observou-se que as coroas cimentadas a núcleos de amálgama ou de resina apresentavam mais fugas do que as coroas cimentadas à estrutura do dente. Por conseguinte, tem sido recomendado que a margem da coroa esteja sobre a estrutura do dente e bem afastada da margem do núcleo. Os núcleos de resina composta apresentam menor resistência à tração para coroas fundidas do que os núcleos de amálgama no momento da cimentação. Os núcleos de resina composta devem ser utilizados apenas na construção de dentes para receber coroas unitárias.

SISTEMA DE POSTES REFORÇADOS COM FIBRA[22]

No início dos anos 90, foram finalmente introduzidos no mercado pinos pré-fabricados de FRC polimerizado para canais radiculares. Um dos primeiros pilares FRC pré-fabricados foi o C-Post (Composipost), um pilar fabricado a partir de uma resina epóxi reforçada com fibra de carbono, desenvolvido em França. Em breve, também foram utilizadas fibras de vidro e de quartzo nos pilares dos canais radiculares.

Os FRC são materiais compostos por fibras de reforço embebidas numa matriz polimérica. O reforço de fibras é caracterizado pelo facto de o seu comprimento ser muito superior às dimensões da sua secção transversal. As fibras conferem resistência e rigidez, enquanto a matriz polimérica combina as fibras entre si, formando uma fase contínua à volta do reforço. Esta fase transfere as cargas para as fibras e também protege as fibras da humidade do ambiente oral.

As fibras devem ser bem impregnadas, o que significa que a resina deve entrar em contacto com a superfície de cada fibra, de modo a obter uma adesão adequada das fibras à matriz polimérica. Um grau de impregnação incorreto causa vários problemas na utilização de FRC, tais como o aumento da sorção de água através dos vazios, levando à redução das propriedades mecânicas do FRC.

Para ultrapassar o problema básico da impregnação de fibras com resinas dentárias altamente viscosas, foi introduzida a pré-impregnação com polimetacrilato de metilo linear poroso (PMMA). O PMMA requer uma impregnação adicional na cadeira ou no laboratório dentário com resina de dimetacrilato polimerizável por luz ou com resina acrílica polimerizável por calor (base de dentadura). Isto resulta numa matriz polimérica multifásica entre as fibras de reforço, a chamada **matriz de rede polimérica semi-interpenetrante (semi-IPN)**. Por conseguinte, para melhorar as propriedades de manuseamento e reduzir o número de passos clínicos, foi introduzida uma pré-impregnação que combina PMMA e resina de dimetacrilato numa matriz de gel de polímero-monómero. Com fibras bem impregnadas, a quantidade de fibras é aumentada, resultando n u m a   diminuição da absorção de água. Isto, por sua vez, resulta em propriedades de flexão melhoradas.

a) Poste de resina epóxi reforçado com fibra de carbono

Em 1990, Duret et al. introduziram um material não metálico para o fabrico de postes com base no princípio do reforço de fibra de carbono, a versão original era inerentemente preta e inestética.

Os postes de fibra de carbono são constituídos por feixes de fibras de carbono esticadas com um diâmetro de 8$\Box$m e uniformemente embebidas na matriz de resina epóxida, correndo unidireccionalmente paralelas ao eixo longo do poste[23] .

Este sistema de núcleo e pino endodôntico foi denominado composipost e é utilizado há 7 anos na Europa, Canadá e nos EUA como pino C desde há 2 anos. A interface entre os filamentos de carbono e a matriz é uma composição orgânica[24] .

As fibras de carbono, ao exercerem uma tensão uniforme sobre os filamentos, conferem uma elevada resistência aos postes. Os Composipost são passivos e foram concebidos para serem utilizados com uma técnica de ligação. O material de núcleo recomendado é o compósito resiliente, uma resina BisGMA preenchida com fibras de vidro curtas e todas as ligações[25] .

As fibras de carbono (FCs), ou fibras de carbono/grafite, têm sido amplamente utilizadas em compósitos reforçados desde o final da década de 1950. As fibras de carbono são produzidas por oxidação controlada, carbonização e grafitização a altas temperaturas, de precursores de fibras orgânicas ricas em carbono, normalmente poliacrilonitrilo (PAN). A fibra resultante é mais forte do que o aço, mais leve do que o alumínio e mais rígida do que o titânio[13] .

As propriedades mecânicas das fibras de carbono variam consoante a composição, mas, de um modo geral, as fibras de carbono/grafite apresentam uma resistência muito elevada tanto à tração como à compressão. Têm também uma elevada resistência à corrosão, à fluência e à fadiga e um baixo coeficiente de expansão térmica. Apenas a resistência ao impacto é inferior à das fibras de vidro. Existe uma grande variedade disponível, incluindo formas paralelas, cónicas, lisas e serrilhadas. É vantajoso em relação aos pilares metálicos porque é mais flexível do que os pilares metálicos e tem aproximadamente o mesmo módulo de elasticidade que a dentina. Por isso, pode tolerar mais tensões em comparação com os pilares metálicos, minimizando assim o risco de fratura. Tem uma cor escura e um aspeto radiolúcido numa radiografia[26].

As variações mais recentes são revestidas a zircónio e, por isso, de cor branca. São relativamente fáceis de remover perfurando o meio do pilar com um instrumento ultrassónico ou rotativo. A orientação das fibras ajuda a manter o instrumento corretamente alinhado. Os sistemas adesivos formam ligações mais fracas aos pilares de fibra de carbono do que ao aço inoxidável e ao titânio, mas mais fortes do que ao dióxido de zircónio[20]. A sorção de água e a solubilidade também variam com a marca e a homogeneidade da matriz polimérica e podem afetar a estabilidade hidrolítica da estrutura do compósito. Num estudo, verificou-se que a imersão em água reduzia a resistência e a rigidez para cerca de 70-60% dos valores em seco. Estes postes também apresentaram uma diminuição significativa da resistência após a termociclagem. Este facto foi atribuído à degradação das fibras ou da matriz e à diferença nos coeficientes de expansão térmica entre os dois[26].

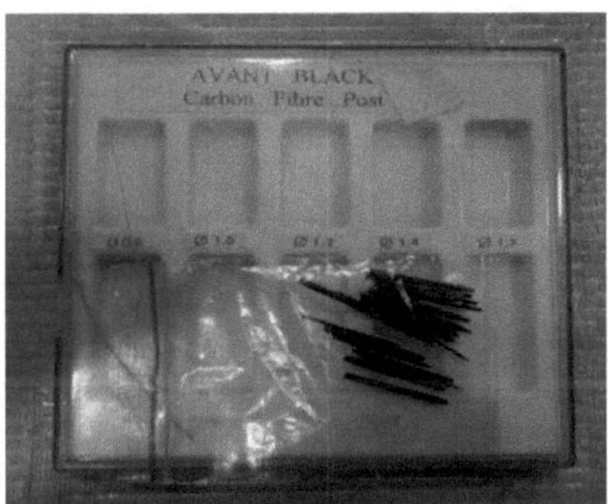

Fig.10: Poste de fibra de carbono

Vantagens

• Mais flexível do que os postes metálicos

• O módulo de elasticidade (rigidez) é semelhante ao da dentina.

• A distribuição uniforme das forças no interior da raiz resulta em menos fracturas radiculares.

• Elevada resistência à fadiga e elevada resistência à tração

• Recuperação fácil

• Biocompatível

• Boa retenção

Desvantagens

* Cor preta

* Não são tão resistentes como os postes convencionais e a sua resistência degrada-se após termociclagem e cargas cíclicas.

* Radiolucente

b) Poste de fibra de sílica

A fibra de sílica foi introduzida para ultrapassar as limitações estéticas dos postes de fibra de carbono cinzenta, uma vez que eram de cor preta[22] .

Estas mensagens são:

a. Fibra de vidro (vidro S)

b. Postes de fibra de quartzo

POSTES DE FIBRA DE VIDRO [22,27]

A elevada procura de restaurações estéticas e de coroas totalmente em cerâmica levou ao desenvolvimento de uma variedade de sistemas de pilares da cor do dente como alternativa aos pilares metálicos e CFR.

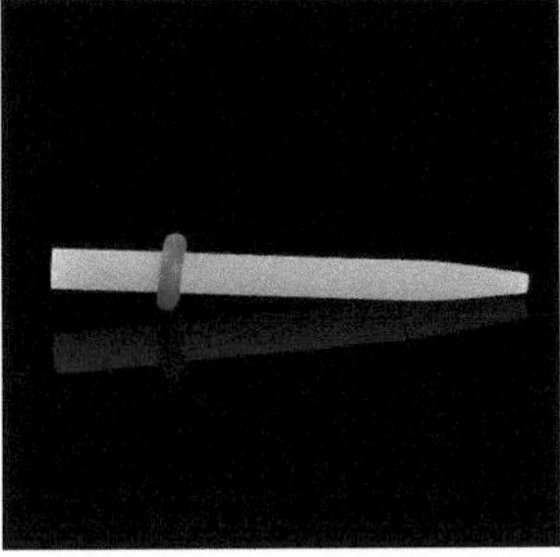

Fig.11: Poste de fibra de vidro

De acordo com a composição química da massa de vidro, as fibras de vidro são classificadas em

• A (alcalino)

• C (resistente a produtos químicos)

• D (dielétrico)

• E (elétrico)

• R (resistente)

• S (alta resistência)

As fibras de vidro mais frequentemente utilizadas nos plásticos reforçados são as fibras de **vidro E**, que têm uma composição de cálcio-alumino-borosilicato. O vidro E tem boa resistência à tração e à compressão, bem como propriedades eléctricas e um custo bastante baixo, mas uma resistência ao impacto relativamente fraca.

O vidro S, que também é utilizado em medicina dentária, tem uma composição química diferente, proporcionando uma maior resistência à tração e uma melhor retenção da resistência à humidade, mas é bastante caro.

Vantagens

- Esteticamente aceitável

- Módulo de elasticidade semelhante ao da dentina

- Biocompatível

- Distribuir as tensões por toda a área

- Menos tempo

- Recuperação fácil

Desvantagens

- Má visibilidade radiográfica

- Caro

- Técnica sensível

Alguns postes de fibra de vidro disponíveis no mercado[28] :

- **Snow Post (Carbotech, França):** Desenvolvido por Bios et al. em Lyon, composto por 60% de fibras de vidro de sílica-zircónio numa matriz de resina epóxida. É efectuado um tratamento de superfície com silano para melhorar a adesão aos cimentos de resina. Tem uma conicidade de três graus e uma forma cilíndrica. Disponível em diferentes diâmetros 1mm, 1,2mm, 1,4mm e 1,6mm

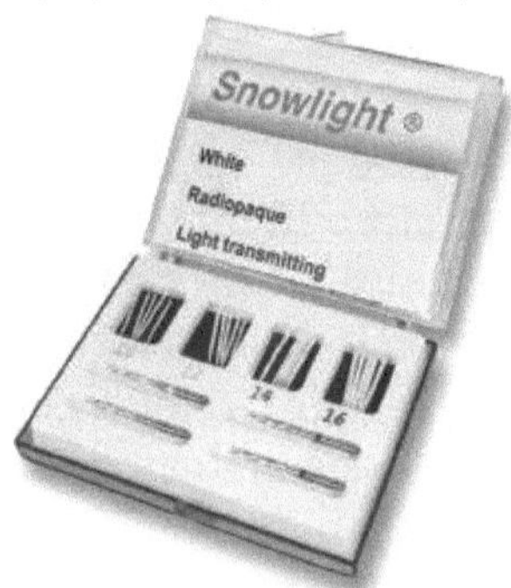

Fig.12: Posto de neve

- **Parapost de fibra branca (Coltene / Whaledent):** Concebido para complementar e alargar o sistema de parapostes existente, com fibras de vidro dispostas longitudinalmente. Os pequenos degraus no poste ajudam a uma melhor retenção mecânica do material do núcleo. O anel com código de cores à volta da cabeça ajuda na identificação. Disponível em quatro diâmetros - 1,14, 1,25, 1,4 e 1,5 mm.

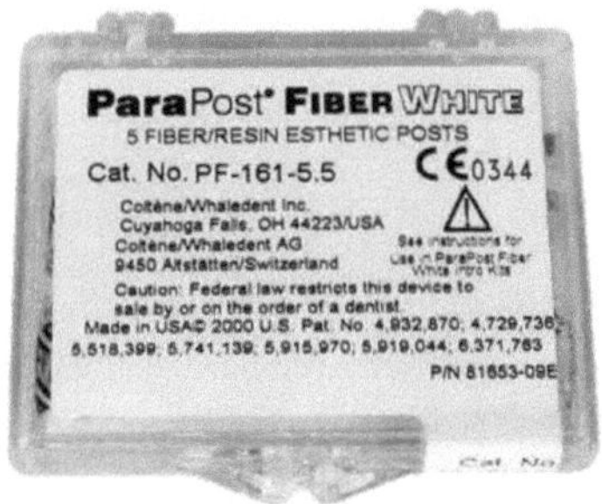

Fig.13: Parapost fibra branca

- **Glassix (Harald Nordin Sa, Suíça):** Tal como o seu companheiro estável de fibra de carbono, os postes Glassix têm uma disposição de fibra tecida com dimensões semelhantes.

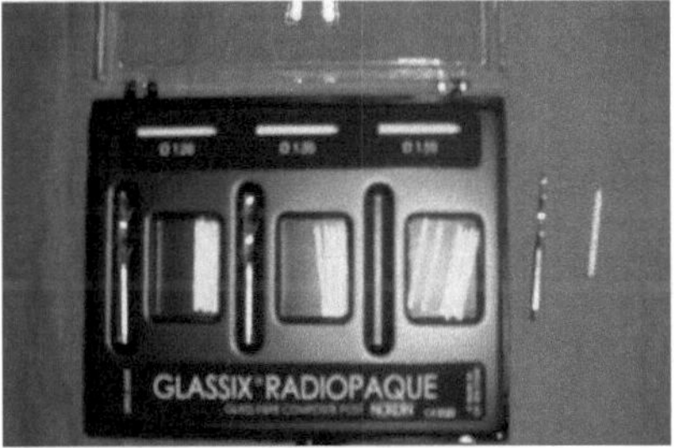

Fig.14: Glassix

- **Mirafit branco (Hager Werken, Alemanha):** É semelhante ao Mirafit carbon, mas é feito de fibra de vidro.

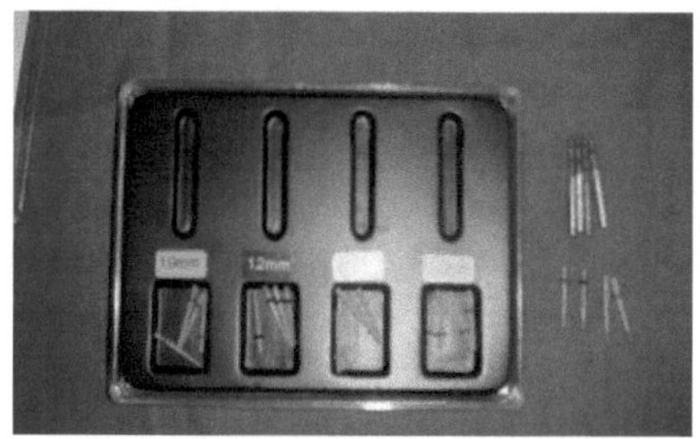

Fig.15: Mirafit Branco

- **Âncora luscent (Dentatus, Suécia):** São pinos cónicos constituídos por fibras de vidro longitudinais translúcidas com uma matriz de resina. Diâmetro coronal e 1,4 mm, 1,6 mm e 1,8 mm com brocas correspondentes.

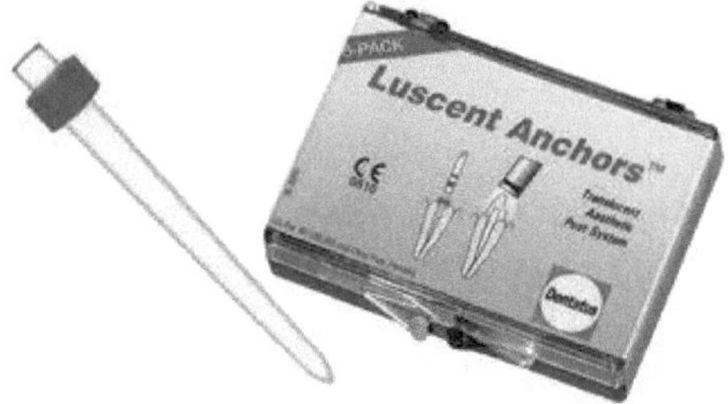

Fig.16: Âncora luscentista

- **Fiber kor (Jeneric / Pentron, EUA):** Ao contrário dos outros sistemas, os postes de fibra kor são constituídos por um compósito preenchido como matriz que envolve as fibras. As fibras são de vidro, dispostas longitudinalmente e constituem 42% do peso. A resina composta e o material de enchimento representam 29% do peso, respetivamente.

Estes pinos são semelhantes aos pinos brancos de fibra na sua forma paralela escalonada, mas não têm uma forma separada das suas cabeças e são fornecidos com um par de pinças e brocas correspondentes em três tamanhos (1 mm, 1,25 mm e 1,5 mm). Também estão disponíveis tamanhos intermédios (1,125 mm e 1,375 mm).

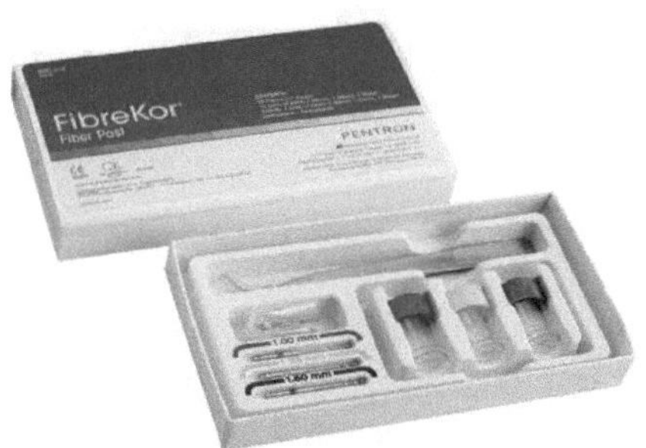

Fig.17: FiberKor

- **FRC postec (Ivoclar / Vivadent):** Estes postes são compostos por uma matriz de compósito de metacrilato e fibras de vidro paralelas. Estas fibras transmitem a luz para a parte apical do dente quando são utilizados compósitos de polimerização dupla.

O pilar é silanizado com "Monobond S", está disponível em dois tamanhos e pode ser processado na cadeira ou no laboratório. Têm um aspeto natural translúcido e podem ser removidos com instrumentos rotativos.

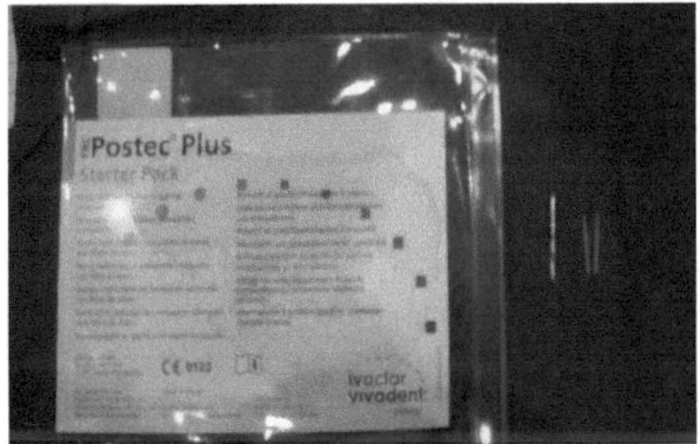

Fig.18: FRC Postec Plus

POSTES DE FIBRA DE QUARTZO[23]

Além disso, os postes de FRC de vidro também podem ser feitos de fibras de quartzo. O quartzo é sílica pura em forma cristalizada. É um material inerte com um baixo coeficiente de expansão térmica. Os postes GFR estão disponíveis em diferentes formas - cilíndrica, cilíndrica-cónica ou cónica. Apresentam uma elevada resistência à fadiga, elevada resistência à tração e um módulo de elasticidade semelhante à dentina. Este pilar GFR é tão forte como o pilar CFR e aproximadamente duas vezes mais rígido.

Recentemente. Foi introduzido um novo sistema de pilar de fibra de quartzo, o DT LIGHT POST ILLUSION. Quando colocado no dente, a cor intrínseca do pilar desaparece, permitindo-lhe misturar-se com a dentição natural e a restauração. A cor do pilar reaparece com a projeção de água fria, o que facilita a sua localização, caso seja necessário removê-lo.

Vantagens dos postes de fibra de quartzo:

✓ Flexibilidade com a estrutura dentária

✓ Fácil de recuperar, se for necessário um novo tratamento

✓ Compatibilidade estética

✓ Maior resistência à fratura

✓ Útil na polimerização, transmitindo a luz através da coluna.

✓ As propriedades físicas destes postes são semelhantes às dos postes de fibra de carbono.

Alguns postes de fibra de quartzo disponíveis no mercado[28] :

- Posto de Estética: (RTD, França): Estes postes mantêm o núcleo central de um feixe de fibras de carbono rodeado por fibras de quartzo dispostas longitudinalmente.

- Aestheti plus post: (RTD, França): Pertence à próxima geração de postes estéticos e é composto inteiramente por fibras de quartzo. Combina a estética da fibra de quartzo com o design cónico de 2 fases.

- **Posto de luz: (RTD, França):** Um pilar translúcido de fibra de quartzo concebido para permitir a utilização de materiais fotopolimerizáveis para a cimentação[27] . Quando o pilar é colocado no dente, a cor intrínseca do pilar desaparece, permitindo-lhe misturar-se com a dentição natural e a restauração.

Todas estas variações são produzidas nas mesmas formas e tamanhos que o poste original em compósito. A RTD introduziu recentemente uma série de postes com um cone duplo.

- **Posto de estilo: (Metalor Technologies, Londong):** Sistema de poste de fibra de quartzo de extremidade cónica de lados paralelos

c) Postes reforçados com fibras de polietileno[28]

- São fitas de fibra tecida de polietileno de peso molecular ultra-elevado (Ribbond Inc., Seattle, WA). São tratadas com plasma e embebidas em resina composta convencional que tem sido defendida para a estabilização coronoradicular de dentes sem polpa. São feitos de cadeias poliméricas alinhadas, têm baixo módulo de elasticidade e baixa densidade. Oferecem uma boa resistência ao impacto e são de cor branca.

- Não são pinos e núcleos no sentido tradicional. Esta fita de fibra tecida de polietileno é revestida com agente de ligação à dentina e embalada no canal, onde é depois polimerizada à luz numa posição em que se torna rígida e actua como um pilar.

- A trama leno ou um desenho arquitetónico triaxial confere uma estrutura tridimensional composta por numerosas intersecções nodais que impedem a propagação de fissuras e também proporcionam uma boa retenção para o cimento compósito.

- Verificou-se que os dentes com ressecção apical beneficiam do pilar PFR e, em casos de canais estreitos, superaram os pilares GFR. O pilar PFR assume a forma do canal e também testemunhou uma menor microinfiltração quando comparado com os pilares de zircónio.

- Estudos comparativos de pilares PFR com pilares reforçados com fibra revelaram uma menor incidência de fratura vertical da raiz com pilares PFR. O pilar PFR aumentou a resistência do complexo pilar e núcleo com a adição de um pilar pré-fabricado de tamanho pequeno. No entanto, a resistência do pilar PFR não foi igual à do pilar e núcleo metálicos fundidos.

- Estudos comparativos também concluíram que os pilares PFR protegem a estrutura dentária remanescente. Estes resultados podem ser atribuídos às instruções do fabricante no sentido de limitar o alargamento do canal, manter os rebaixos no interior do canal radicular e fornecer uma ponte de coroa adequada.

Um material de núcleo de grande volume e uma área de ligação à dentina suficiente a nível coronário demonstraram afetar bastante a carga média até à falha[29] .

Vantagens[23] :

✓ Em comparação com os pilares pré-formados, não há remoção adicional de dentes após o tratamento endodôntico. Isto mantém a resistência natural do dente.

✓ Elimina a possibilidade de perfuração da raiz.

✓ O módulo de elasticidade é próximo do da dentina, reduzindo assim a incidência de fracturas radiculares.

✓ Uma vez que é feito quando o Ribbond está num estado maleável, adapta-se aos contornos naturais e às reentrâncias do canal e proporciona uma retenção mecânica adicional.

✓ Não existem concentrações de tensão na interface dente-pilar.

✓ A coluna e o núcleo Ribbond são passivos e altamente retentivos.

Desvantagens[23] :

✓ Este tipo de sistema requer uma tesoura especial para cortar as fibras.

✓ Sofrem degradação com cargas mecânicas repetidas e contaminação por humidade, reduzindo assim o módulo de elasticidade com um risco acrescido de descolamento.

d)Poste de transmissão de luz[30] :

Dentes tratados endodonticamente com canais fracos, ou seja, espessura dentinária remanescente

<2mm, deve ser idealmente reforçada antes da colocação do pilar. Para este efeito, pode ser utilizada resina composta polimerizada leve.

A resina composta absorve e distribui as forças de uma forma mais uniforme em comparação com os metais e aumenta a resistência à fratura, proporcionando assim um melhor prognóstico. Um sistema de ligação adesiva utilizado com estas resinas baseia-se na sua capacidade de criar uma retenção micromecânica, o que tem uma vantagem acrescida para uma raiz enfraquecida.

Em várias situações, o pilar não permite a transmissão de luz devido ao efeito limitado de transiluminação dentro da resina composta. Nessas situações, a resina é polimerizada apenas até uma profundidade máxima de 2-3 mm dentro do espaço intrarradicular. No entanto, a introdução de pinos transmissores de luz disponíveis no mercado permite a polimerização da luz por transiluminação, o que polimeriza efetivamente o compósito ao longo de todo o comprimento da preparação radicular.

Exemplos: poste de luz DT, sistema Luminex.

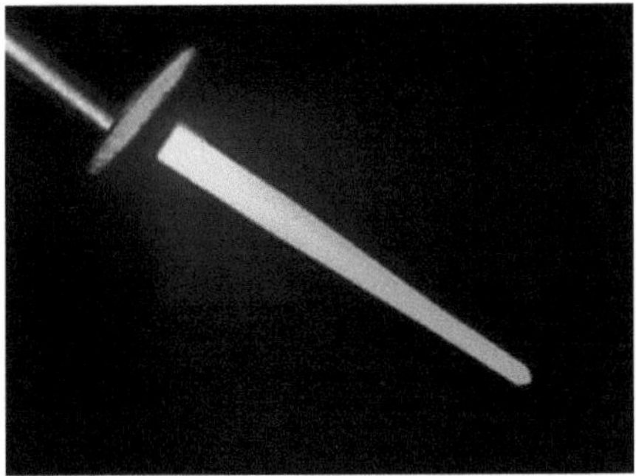

Fig.19: Poste de transmissão de luz

Foram introduzidos pilares translúcidos (pilar claro e âncora luscent) para permitir a utilização de agentes de cimentação fotopolimerizáveis. Isto pode facilitar a colocação do cimento e a avaliação do assentamento do pilar antes da presa. O objetivo original destes pilares era proporcionar um meio de reconstituir raízes com canais excessivamente alargados causados por cáries ou preparação endodôntica excessiva. O objetivo é conseguir a união entre a dentina remanescente e um compósito fotopolimerizável, restaurando assim o volume perdido e a resistência original da raiz. Os pinos de plástico requerem um diâmetro superior a 1,5 mm para conseguir uma polimerização completa a uma profundidade superior a 7 mm. A capacidade relativa de transmissão de luz das versões de fibra de vidro ainda não foi registada.

e) Âncora dupla luscent[31] :

Esta conceção inovadora é uma garantia visível contra a descolagem acidental de materiais adesivos e de núcleos de resina. A secção média fina cria um "estrangulamento físico". A ranhura de ventilação elimina o aprisionamento de ar na resina e evita a deslocação rotacional. Tudo isto resulta numa combinação vencedora de transmissão de luz, estética atractiva e o dobro da retenção.

CARACTERÍSTICAS

✓ Transmissão de luz: Polimeriza eficazmente o compósito dentro dos limites profundos dos canais.

✓ Estética: Elimina as sombras na interface gengival, raiz e coroa, bem como através de restaurações de compósito de laminado fino. Reflecte as cores e tonalidades circundantes, compatíveis com a estética natural.

✓ Resistência em monobloco: Os compósitos de polimerização leve ou dupla ligam-se às âncoras reforçadas com fibra de vidro, criando uma base coesa e muito forte para as restaurações

✓ Secção média radial estreita: A resistência mecânica observada na secção média da âncora proporciona uma retenção dupla contra a descolagem acidental de resinas e materiais de restauração.

✓ Alternativas de extremidade dupla: A extremidade em forma de cone de ancoragem pode ser colocada em canais mais profundos e estreitos sem remoção excessiva de dentina ou da parede do canal. A extremidade paralela pode ser colocada em alternativa em canais longos e mais largos dos dentes. Os canais paralelos podem ser refinados com brocas, utilizadas em técnicas de pilares de canais paralelos.

✓ Ranhura de ventilação longitudinal: Elimina as bolhas de ar retidas que causam a porosidade, para preencher completamente o canal. Além disso, a ranhura de ventilação cria uma resistência anti-rotação no material de resina polimerizada circundante.

✓ Baixo módulo de elasticidade (20 GPa): A elasticidade da Âncora, na gama dos dentes saudáveis, proporciona segurança e resistência coesiva ao impacto.

✓ Resistência à flexão (579 MPa): As Âncoras Gémeas dentro do intervalo de dentes saudáveis têm um desempenho superior ao dos pilares metálicos.

✓ Retenção extra: A forma de ampulheta proporciona uma melhor retenção do espigão, este não pode sair.

✓ Procedimento de restauro rápido.

Alargadores HELIX: Para a moldagem intra-radicular, com arestas de corte afiadas para criar vedações perfeitas para todos os pinos de canal dentário Dentatus. Fabricados em aço de qualidade temperado, os alargadores são fiáveis e duradouros no seu desempenho, com elevada capacidade de corte, ação de corte suave e melhor transporte dos resíduos de corte.

CÓDIGO DE CORES E TAMANHOS

Tamanho: Cor:	Extra pequeno branco	Pequeno amarelo	Médio vermelho	Grande azul
Ø:	1,26 mm	1,40 mm	1,54 mm	1,68 mm
Comprimento: 16,7mm		16,7 mm	16,7 mm	16,7 mm

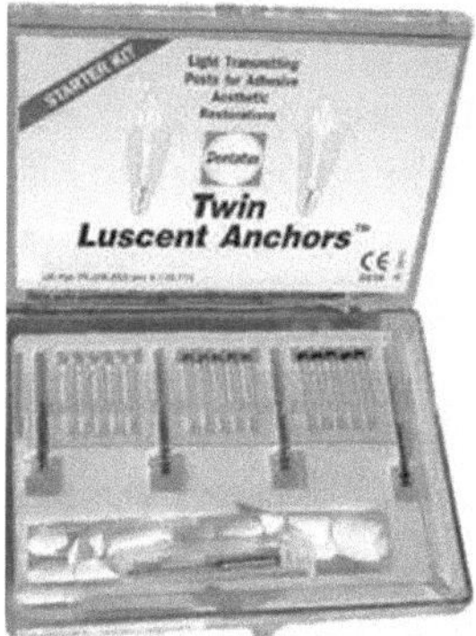

Fig.20: Âncora gémea luscent

f) Sistema de poste transiluminado Luminex[32] :

Os dentes frágeis e de paredes finas apresentam grandes problemas de restauração: os pilares fundidos ou as extracções eram frequentemente a única alternativa. Mas hoje em dia, existe uma solução fácil de utilizar, com uma única visita ao consultório, para este problema.

O sistema de pilares transiluminados luminex é uma solução de fácil utilização e de visita única ao consultório para restaurar raízes comprometidas de paredes finas com materiais adesivos fortes. Os pilares transparentes que transmitem a luz permitem a polimerização de compósitos fotopolimerizáveis, colados e gravados com ácido em todo o canal radicular. Após a polimerização, o pilar luminex é removido, deixando um canal pronto para um pilar clássico correspondente.

Vantagens:

❖ Resistência reforçada da raiz: Os compósitos fotopolimerizados reforçam internamente a estrutura da raiz, proporcionando o máximo suporte e retenção da carga de cisalhamento.

❖ Controlo melhorado: Os compósitos fotopolimerizáveis são fáceis de controlar, mais adaptáveis e mais seguros do que os compósitos autopolimerizáveis que podem endurecer prematuramente.

❖ Posição centrada do canal: A técnica do pilar luminex centra o canal e forma um canal de tamanho selecionado, de comprimento total e lados paralelos para os pilares metálicos dentatus classic correspondentes.

❖ Estética superior: O compósito fotopolimerizável no interior do canal mascara os pilares metálicos com uma base reflectora da cor do dente para restaurações modernas.

❖ Versatilidade técnica: Os postes lisos e ranhurados Luminex também podem ser utilizados como molde e padrão de poste moldável no fabrico direto e indireto de postes.

❖ Sistema de distribuição superior: A seleção de postes luminex e metálicos em todos os tamanhos, juntamente com os respectivos alargadores e componentes, são embalados no dispensador recarregável e fácil de utilizar.

VISÃO GERAL DO PROCEDIMENTO CLÍNICO

Preparação do canal

Preparar o canal radicular para o tamanho e profundidade desejados com escareadores Dentatus Standard Classic ou Helix Classic adequados para encaixar um pilar luminex liso de tamanho correspondente. (fig21)

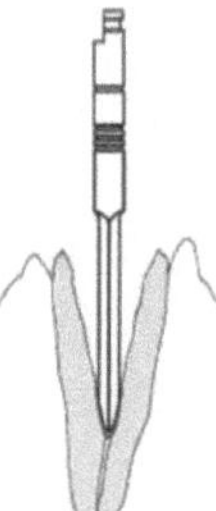

Fig.21

Controlo da centralização e da profundidade

Introduzir o poste luminex liso no canal preparado até à profundidade máxima e colocar um batente vermelho para indicação da profundidade. Remover o pilar luminex. Faça um ataque ácido e cole de acordo com as instruções do fabricante do sistema de ligação. (fig.22)

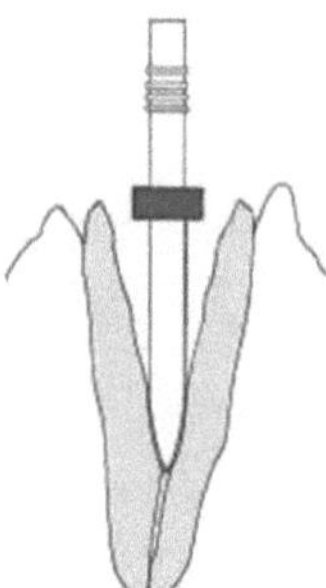

Fig. 22

Polimerização

Aplique uma resina composta fotopolimerizável de baixa viscosidade no canal. Coloque o pilar luminex até à sua profundidade total. Remova o excesso de material da região coronal. Fotopolimerize o pilar faciolingualmente de acordo com as instruções do fabricante do compósito. (fig.23)

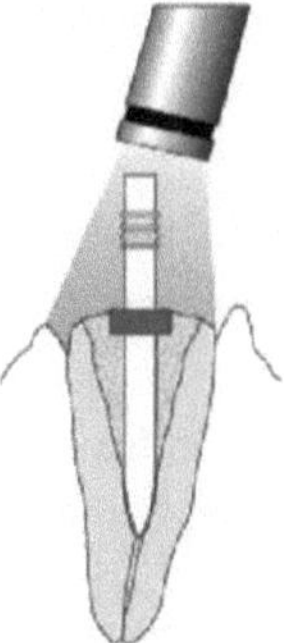

Fig. 23

Canal restaurado a todo o comprimento

Remova o pilar luminex rodando-o primeiro no lugar e depois puxando-o num movimento ascendente. Antes da cimentação, podem ser feitos entalhes retentivos e anti-rotacionais no canal com o Probos II ou instrumentos semelhantes. (fig.24)

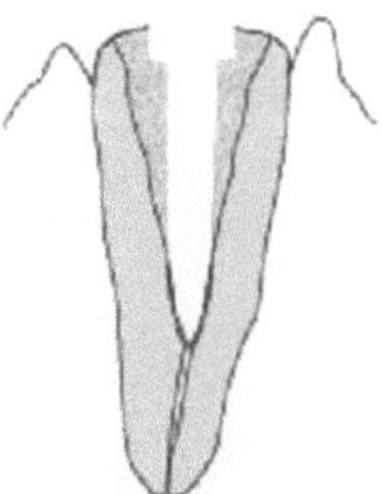

Fig.24

Restauro completo

Selecionar um poste de comprimento adequado que corresponda ao diâmetro do poste Luminex utilizado. Verificar as suas dimensões utilizando os calibres. Aplique o material de cimentação ou de ligação ao pilar. Utilize a chave oca para a colocação passiva do pilar no canal. Depois de o material de cimentação/ligação estar completamente endurecido, a chave cruzada pode ser utilizada para formar cabeças de pilar metálicas de acordo com a forma da coroa de acabamento pretendida. Para um futuro acesso ao canal, a chave cruzada pode ser utilizada para desapertar o pilar metálico pré-fabricado cimentado com fosfato. Os pilares com ranhuras Luminex são excelentes para utilizar como padrão para pilares e núcleos fundidos personalizados que se encaixam passivamente no canal reconstruído. (fig.25)

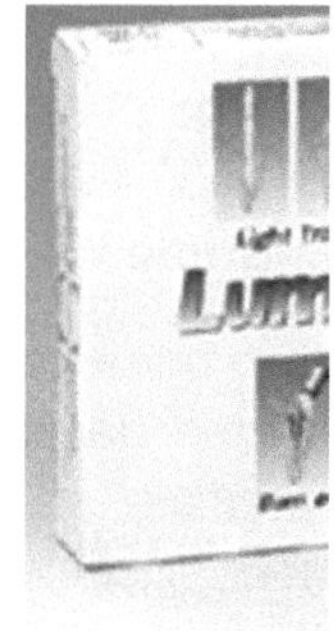

Fig.25

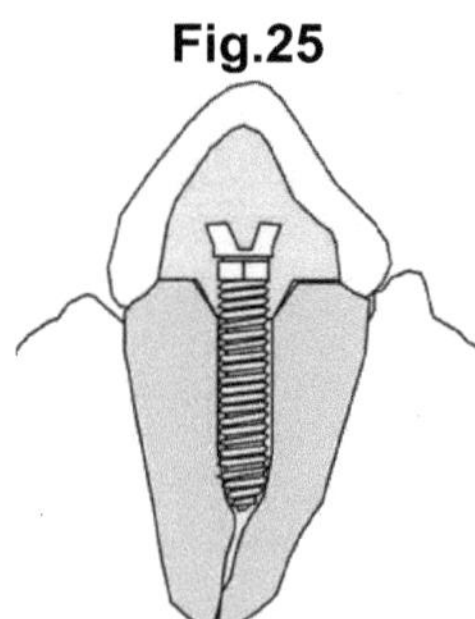

Fig.26: Sistema de poste Luminex

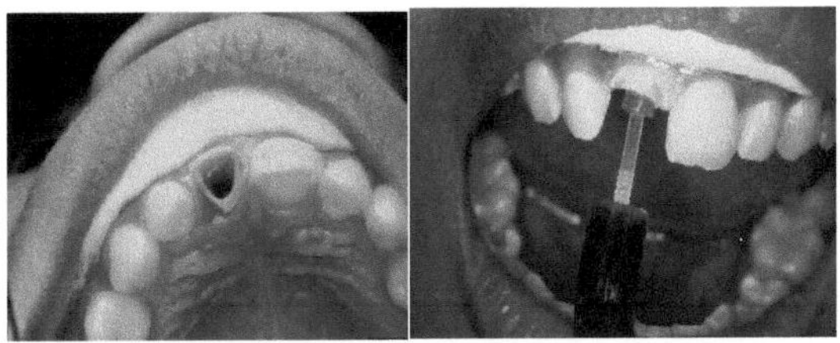

Fig.27: Pré-operatório **Fig.28:** Operatório

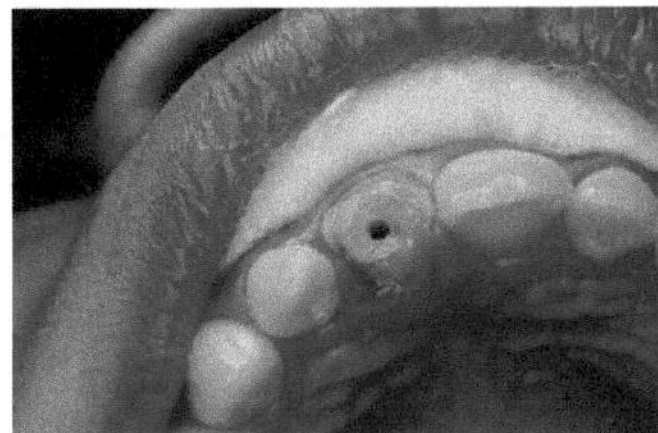

Fig.29: Pós-operatório

g) Flexi-Post paralelo[33]

Uma variação do parafuso auto-roscante é o Flexi-Post, que se tornou um dos sistemas de postes mais populares. O Flexi-Post é um pilar pré-fabricado, de haste dividida, de lados paralelos e roscado que, segundo consta, absorve as tensões da inserção (fechando-se gradualmente durante a colocação), ao mesmo tempo que proporciona uma retenção máxima. À medida que a metade apical "colapsa", transforma-se num pilar cónico.

CARACTERÍSTICAS

O design patenteado da haste dividida torna o espigão numa torneira graduada.	Fecha após a inserção para proporcionar a máxima retenção com o mínimo de tensão de inserção, eliminando virtualmente a principal causa de fratura da raiz. Distribui uniformemente as tensões funcionais à volta das roscas embutidas. As lâminas verticais removem todos os detritos dentinários, aumentando a facilidade de colocação.
Segundo nível no Flexi-post	Aumenta a intimidade do encaixe entre o poste e o ponto natural em que o canal se alarga, aumentando assim a estabilidade dos postes ao evitar o a decomposição do cimento, melhorando consideravelmente a retenção a longo prazo.
Fios afiados de lados paralelos.	Cortar a dentina em vez de a empurrar. Maximiza a retenção sem contribuir para a produção de tensões de tração.
Todo o comprimento da haste é ventilado.	Liberta a pressão hidrostática interna após a cimentação.
Cabeça altamente retentiva.	A cabeça é altamente compatível com Ti-core e Ti-core natural. As ranhuras verticais e horizontais fixam firmemente o material do núcleo.
Chave interna e externa	Punho maior para maior controlo. Melhor encaixe na ranhura transversal da cabeça do poste. Manuseamento mais fácil e colocação.
Técnica adaptável a outros essential dental systems post products	Método previsível para a postagem Colocação para cada situação clínica.

A norma para uma retenção máxima com o mínimo de esforço:

O design exclusivo do flexi-post absorve e reduz as tensões de inserção, eliminando assim o potencial de fratura vertical da raiz: de forma segura, previsível e repetida. Utilizando o flexi-post, o profissional médio pode completar a restauração com pilar e núcleo, num dente com uma única raiz, em 15 minutos. Para além disso, o flexi-post pode ser utilizado em vez de um pilar de gesso, eliminando os custos dos procedimentos laboratoriais e o tempo extra de consulta para os encaixes.

O design exclusivo da haste dividida dos "flexi-posts" absorve o stress da inserção, fechando-se gradualmente sob pressão. O pilar conforma-se e adapta-se à raiz em vez de ser a raiz a adaptar-se ao pilar.

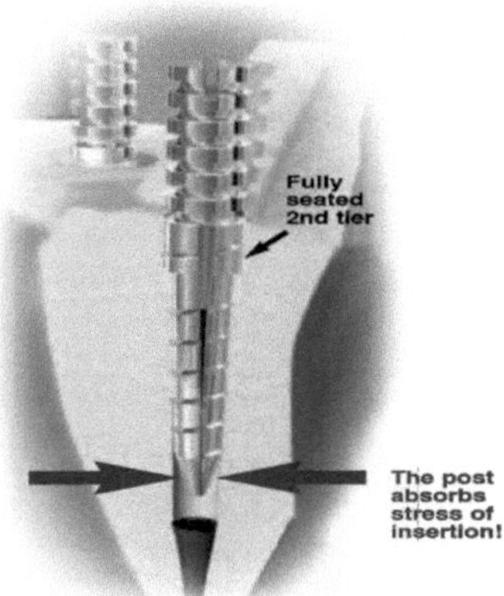

Fig.30: Flexi-post paralelo no canal radicular

FACTOS TÉCNICOS:

• Fabricado em aço inoxidável de qualidade médica ou liga de titânio

• Mais de 200.000 libras por polegada quadrada de resistência ao esmagamento (250000 libras por polegada quadrada em titânio)

Não há correio.	00	0	1	2	3
Código de cores	Branco	Amarelo	Vermelho	Azul	Verde
Comprimento da cabeça	3,5 mm	3,5 mm	4,5 mm	5,5 mm	6,5 mm
Comprimento do eixo	7,0 mm	8,0 mm	10,0 mm	11,0 mm	13,5 mm
Diâmetro do veio sem fios	0,75 mm	0,79 mm	1,0 mm	11,0 mm	1,50 mm
Diâmetro do veio com fios	0,95 mm	1,07 mm	1,40 mm	1,25 mm	1,90 mm
Diâmetro de escareador primário	0,78 mm	0,90 mm	1,20 mm	1,45 mm	1,70 mm
Duração escareador primário	8,0 mm	9,0 mm	11,0 mm	12,0 mm	14,5 mm
Segundo nível	Não	sim	Sim	sim	Sim

Vantagens dos flexi-postes paralelos

❖ Maior resistência à flexão e à fadiga do que os postes metálicos ou de zircónio.

❖ Módulo de elasticidade próximo da dentina.

❖ Capacidade de formar um único complexo ligado no interior do canal radicular para um complexo raiz-pilar unificado (monobloco).

❖ Melhoria da estética.

❖ As suas propriedades têm o potencial de reforçar uma raiz comprometida e de distribuir a tensão de forma mais uniforme durante a carga para evitar a fratura da raiz.

❖ Fácil de remover cortando através do espigão. As fibras mantêm a broca centrada.

❖ Estes pilares cedem à tensão, antes de ocorrer a fratura da raiz, melhor do que os pilares metálicos fundidos ou pré-fabricados.

❖ O jato de areia destes postes antes da cimentação aumenta a retenção.

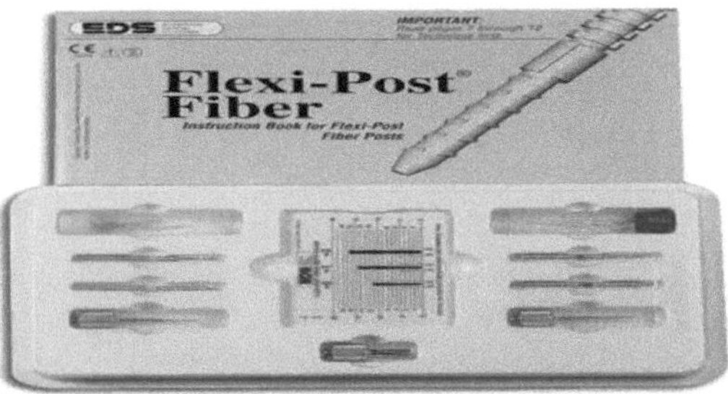

Fig.31: Poste flexível

h) Sistema de espigão cónico duplo[31]

A capacidade dos diferentes tipos de pós e núcleos para proteger a restauração protética de falhas biomecânicas varia muito. A adaptação pós-canal representa um elemento importante no desempenho biomecânico da restauração protética.

O novo sistema DT- Post foi concebido com o objetivo de proporcionar uma adaptação estreita ao canal com uma remoção mínima da estrutura dentária. O sistema DT- Post parece oferecer uma solução lógica na restauração de dentes tratados endodonticamente.

✓ O D.T. Post proporciona um maior afunilamento a nível coronal.

✓ Uma melhor adaptação a nível coronal aumenta a quantidade de material de alto desempenho fibro-epóxi, logo, consequentemente diminui a espessura do cimento resinoso, um material de menor desempenho, e reduz a sua retração total de polimerização.

✓ O D.T post combina o aspeto conservador do Endo-composipost UM apicalmente, e o maior tamanho do composipost coronalmente.

✓ O poste é fabricado com um sistema de fibra de vidro pré-esforçado, o que lhe permite resistir a mais de 1.00.00.000 ciclos num ensaio de resistência à fadiga, em que o concorrente mais próximo apenas conseguiu suportar 1.73.000 ciclos.

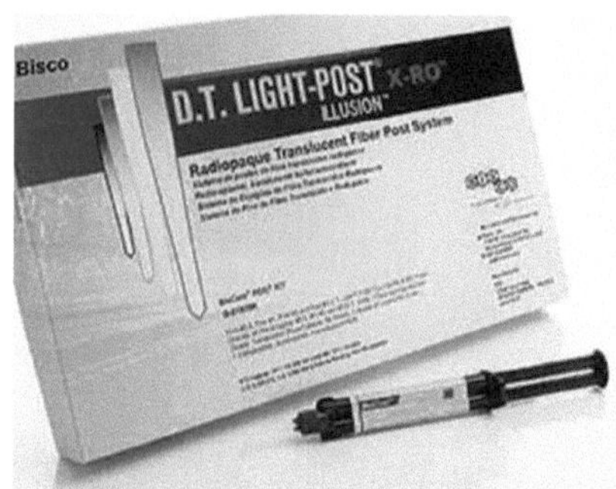

Fig.32: Poste de luz D.T.

i) Postes de zircónio[23,35] :

Foram introduzidos pela primeira vez por Meyenberget al, que referiu que as resistências à flexão (900-1200 MPa) destes pilares eram comparáveis às do ouro ou titânio fundidos, e que é possível ter as mesmas dimensões de pilares de ligas de ouro de alta qualidade ou de titânio[36] .

Em resposta à necessidade de um espigão que possuísse boas propriedades ópticas e biológicas, compatível com uma coroa totalmente em cerâmica, estes foram desenvolvidos no final da década de 1980 por Christel et al. Estes espigões foram fabricados a partir de policristais de zircónio tetragonal de grão fino (TZP) e é referido que possuem uma elevada resistência à flexão e à fratura[37,38] . No entanto, os materiais cerâmicos são resistentes e têm uma elevada resistência à compressão, embora a resistência à tração seja fraca, pelo que, quando sujeitos a tensões de cisalhamento, os pilares cerâmicos fracturam por si próprios, em vez de enraizarem como no caso dos pilares metálicos. Através da infiltração de vidro, obtém-se uma tonalidade semelhante à da dentina em todos os pilares de cerâmica, aumentando a profundidade da translucidez e dando um aspeto natural às restaurações finais de cerâmica[23] .

Atualmente, a zircónia é um material amplamente utilizado devido à sua boa estabilidade química, elevada resistência mecânica, elevada tenacidade e um módulo de Young semelhante ao da liga de aço inoxidável. A elevada resistência inicial e a tenacidade à fratura da zircónia parcialmente estabilizada resultam de uma propriedade física conhecida como "endurecimento por transformação"[39,40] . Para além das suas propriedades químicas e físicas favoráveis, a zircónia também apresenta a vantagem estética de ter uma cor semelhante à dos dentes naturais[38,39] .

No entanto, os pilares de zircónia ficam aquém do requisito de que um pilar ideal deve ser facilmente removido quando é necessário um retratamento, porque é quase impossível remover os pilares de zircónia do canal radicular quando ocorre uma falha[43] . É impossível triturar um pilar de zircónia, mas verificou-se que a remoção de um pilar de zircónia fracturado por vibração ultra-sónica causa um aumento de temperatura do pilar e na superfície da raiz[44] .

No entanto, o elevado módulo de elasticidade dos pilares de zircónia a 200 MPa faz com que o stress seja transferido para a dentina menos rígida, resultando assim em fracturas radiculares[45,46] .

Estão disponíveis muitas técnicas para a reconstrução do pilar e do núcleo. Com os pilares de zircónia, foram aplicadas estas técnicas de restauração do núcleo: polimerização direta de resina composta, prensagem direta do núcleo de cerâmica e processamento indireto do núcleo de cerâmica. Por exemplo, o IPS Empress Cosmo Ingot (Ivoclar Vivadent) é uma cerâmica vítrea que contém zircónia e é utilizada como um material de núcleo que é prensado a quente nos pilares de zircónia[47] . Para o processamento indireto de núcleos cerâmicos, um exemplo é o Ceracap (Komet Brasseler) - em que um núcleo de vitrocerâmica pré-fabricado é cimentado no CeraPost com cimento de resina[48] .

Vantagens[23] :

1. Para dentes com destruição coronal grave, sabe-se que os materiais de restauração em compósito não têm a força necessária para resistir à deformação quando utilizados para suportar coroas. Assim, são seleccionadas cavilhas de zircónia com núcleos de cerâmica de vidro enriquecida com zircónia para uma resistência adequada.

2. Uma alternativa aos núcleos de compósito colados a pinos de zircónio, uma nova técnica indireta permite a adição de um núcleo de cerâmica prensado a quente a um pino de zircónio para formar um pino e núcleo totalmente em cerâmica da cor do dente. Isto evitará os inconvenientes da construção de núcleos de compósito, como a elevada

contração da polimerização, o coeficiente de expansão térmica mais elevado, que contribuirá para a deformação funcional e microfugas.

3. O In-ceram alumina é um material de núcleo e pilar totalmente cerâmico com elevada biocompatibilidade, maior resistência à flexão e ajuste preciso.

4. Os pilares de zircónio mais pequenos (150050, 090) podem ser utilizados para uma construção de pilares e núcleos totalmente em cerâmica para canais radiculares mais estreitos onde as outras técnicas são contra-indicadas.

5. A técnica de prensagem a quente é vantajosa devido ao facto de a restauração de pilares e núcleos de cerâmica ser fabricada com uma técnica familiar que é seguida para pilares e núcleos de metal, ou seja, com pilares de metal precioso pré-fabricados. A combinação da cerâmica vítrea e do material cerâmico de zircónio é utilizada devido à semelhança dos seus coeficientes de expansão térmica, o que resulta numa contração correspondente e num bom ajuste após o procedimento de prensagem a quente.

Desvantagens[23] :

1. A adesão ao dente e ao compósito fica comprometida, o que se torna um problema para o retratamento.

2. São frágeis, com um módulo de elasticidade inerentemente elevado, pelo que não são indicados para pacientes com bruxismo.

3. O pilar de zircónio, quando utilizado com uma construção direta de resina composta, deve ser evitado com grandes construções de compósito que suportem tensão em combinação com margens subgengivais. Uma vez que os compósitos apresentam uma elevada contração de polimerização com um coeficiente de expansão térmica superior ao do dente, o que pode contribuir para microfugas e, sob forças funcionais, permitir a deformação.

j) Sistema Integra-Post[19]

O sistema Integra-post é um pilar estético reforçado sobre a liga de titânio. É biocompatível e resistente à corrosão, para além de ser rígido.

Foi lançado um novo sistema de pilares - o sistema de enchimento com fibra. A singularidade deste sistema é a obturação simultânea do canal radicular preparado com a inserção do sistema de pinos reforçados com fibra. Este sistema é económico em termos de tempo e de custos.

CARACTERÍSTICAS

- **Seguro e protegido**

O IntegraPost apresenta uma inovadora cabeça redonda Flow-Thru-Head® e um design passivo paralelo para otimizar a zona tampão adesiva, conservar a estrutura dentária e minimizar o stress.

- **Equilíbrio entre resistência e elasticidade**

Fabricado a partir de uma liga de titânio biocompatível, o IntegraPost é mais forte do que a fibra de resina e mais elástico do que o aço inoxidável.

- **Fácil de utilizar**

Seis tamanhos de postes e brocas correspondentes tornam a seleção de postes um processo simples. As cabeças IntegraPost são dimensionadas de forma óptima em relação ao comprimento da haste. O instrumento exclusivo de transporte do pino facilita o manuseamento. O desenho passivo minimiza os pontos de tensão na raiz, reduzindo o potencial de fratura da raiz. O IntegraDrill tem o tamanho ideal em relação ao diâmetro do pilar, permitindo 2,5 vezes mais cimento no espaço do pilar. Isto cria uma "zona tampão" para absorver forças potencialmente stressantes e o maior volume de cimento aumenta a resistência ao deslocamento vertical.

- **Design inovador**

A flange intermédia e o ombro foram concebidos para dissipar a tensão do canal. A haste paralela segura e não roscada minimiza a potencial fratura da raiz. O recartilhamento anti-rotativo fixa no cimento.

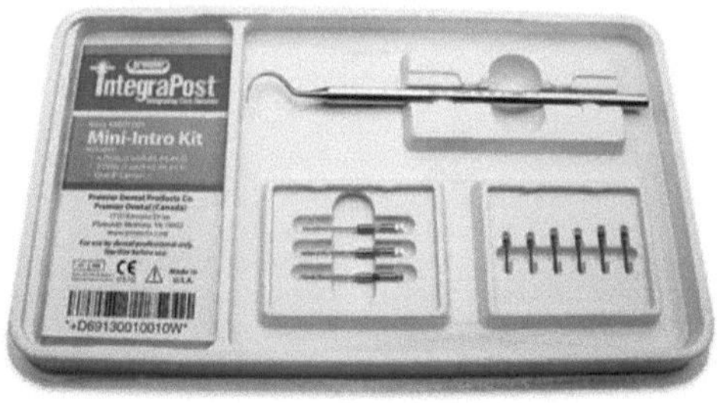

Fig.33: Postes Integra

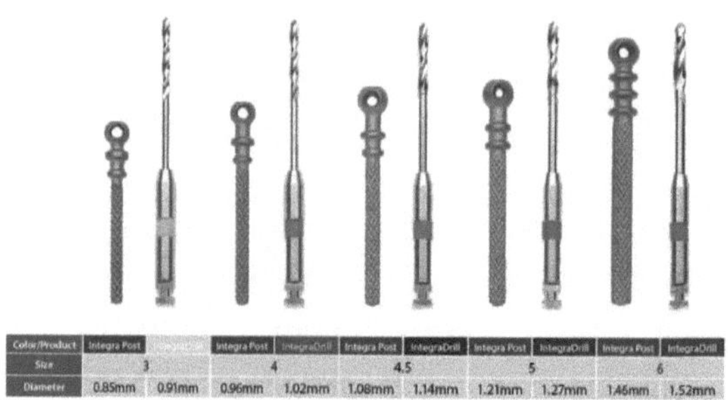

Color/Product	Integra Post	IntegraDrill	Integra Post	IntegraDrill	Integra Post	IntegraDrill	Integra Post	IntegraDrill	Integra Post	IntegraDrill
Size	3		4		4.5		5		6	
Diameter	0.85mm	0.91mm	0.96mm	1.02mm	1.08mm	1.14mm	1.21mm	1.27mm	1.46mm	1.52mm

Fig.34: Postes Integra (aspectos internos)

k) Postos biológicos/dentários

Muitos dentes tratados endodonticamente estão muito destruídos, com estrutura coronal insuficiente, e nestes dentes são necessários pinos para reter o núcleo. O material do pino desempenha um papel crucial no desempenho biomecânico dos dentes tratados endodonticamente. Idealmente, o material do pilar deve ter propriedades físicas, como o módulo de elasticidade, a resistência à compressão e a expansão térmica, e uma estética semelhante à da dentina; além disso, deve ligar-se previsivelmente à dentina radicular.

Para conseguir a retenção intrarradicular e a estabilidade em dentes anteriores severamente comprometidos, podem ser utilizados vários sistemas de pilares, tais como pilares feitos à medida ou pré-fabricados de materiais como fibra de vidro, fibra de carbono, metal ou cerâmica. No entanto, nenhum pilar disponível no mercado preenche todos os requisitos mecânicos e biológicos. O único material que pode ter todas estas propriedades não é outro senão a própria dentina[49] .

Neste contexto, um "Pilar Biológico" serve como uma receita homóloga para a reabilitação intrarradicular de um dente fracturado tratado endodonticamente, devido à sua propriedade biomimética.

O "pilar biológico" feito a partir de um dente humano intacto recém-extraído pode ser considerado como uma nova técnica alternativa para a reabilitação de um dente extensamente danificado[50] .

TECHNIQUE[19] :

1. O pilar de dentina é fabricado a partir da dentina da raiz dos dentes extraídos armazenados.
2. Os dentes extraídos, de preferência incisivos ou unirradiculares, são armazenados em solução de Hank ou saliva artificial.
3. O canal radicular do dente a ser armazenado é preparado na rotina.

4. O cemento do dente armazenado é triturado pela técnica de cópia-fresagem, de preferência para ter dois pilares de dentina; em alternativa, o canal do dente extraído é preenchido com compósito e o cemento é triturado para ter pilares simples.
5. A forma do pilar é fabricada de acordo com a configuração do canal preparado.
6. A impressão de silicone do canal preparado orienta o fabrico do pilar de dentina.
7. O pilar é finalmente cimentado no canal radicular utilizando agentes de cimentação adesivos.

8. A porção do núcleo pode ser fabricada com os compósitos e finalmente restaurada com uma coroa de faceta completa.

Vantagens

1) O pilar de dentina assemelha-se muito à dentina radicular em todas as suas propriedades físicas, tais como o módulo de elasticidade, o comportamento viscoelástico, a resistência à compressão e a expansão térmica.
2) Além disso, verificou-se que a resistência à fratura da dentina é melhor do que a maioria dos materiais de restauração actuais.
3) Um pilar de dentina forma uma unidade micromecânica homogénea com a dentina da raiz que resulta numa distribuição uniforme da tensão.

4) A semelhança entre a elasticidade de um pilar de dentina e a da dentina radicular pode permitir que a flexão do pilar imite a flexão do dente, de modo a que o pilar actue como um amortecedor, transmitindo apenas uma fração das tensões colocadas no dente para as paredes dentinárias.

5) O facto de um pilar de dentina ser menos dispendioso torna esta prática uma opção viável em instituições dentárias que atendem maioritariamente pessoas de estratos económicos mais baixos.

PÓS-CIMENTAÇÃO

A cimentação do pilar no canal radicular tem o objetivo mais óbvio de aumentar a retenção e ajudar a criar uma vedação ao longo do canal. Também foi referido que a camada de cimento fornece uma zona tampão que contribui para uma distribuição uniforme da tensão entre o pilar e a parede do canal[25,51].

Um cimento com boas características deve ter elevada resistência, pequena espessura de revestimento, baixa solubilidade, capacidade de adesão, fácil manipulação e selagem marginal que bloqueie a microinfiltração[51].

Os cimentantes normalmente utilizados para a pós-cimentação são[51]:

A. Cimento de fosfato de zinco

B. Cimento de policarboxilato.

C. Cimento de ionómero de vidro.

D. Resina Cimentos compostos

E. Ionómero de vidro modificado com resina

O cimento de fosfato de zinco tem desvantagens como a elevada solubilidade e a falta de aderência, mas a sua longa história de sucesso na utilização clínica torna-o adequado para a cimentação de postes fundidos ou pré-fabricados com boa adaptação[51].

O cimento de policarboxilato liga-se quimicamente à estrutura dentária, bem como ao aço inoxidável, mas não ao ouro. Embora a sua resistência à tração seja ligeiramente superior à do cimento de fosfato de zinco, a sua resistência à compressão é significativamente inferior e o seu tempo de trabalho é metade do do fosfato de zinco. O cimento de policarboxilato misto é muito viscoso e, tal como o fosfato de zinco, a sua solubilidade é elevada. O cimento de ionómero de vidro apresenta a vantagem de aderir ao esmalte e à dentina, igualando o fosfato de zinco em termos de retenção, bem como de ser cariostático. No entanto, uma desvantagem distinta é a suscetibilidade à contaminação por humidade durante a presa. A retenção posterior proporcionada pelo cimento de ionómero de vidro não é superior à de outros cimentos convencionais[51].

Não existe informação definitiva sobre a eficácia do CIV modificado com resina para a pós-cimentação intrarradicular e o risco de expansão após a presa pode ser um fator de risco de fratura radicular. No que diz respeito aos agentes de cimentação, os pilares e núcleos inseridos com cimento de ionómero de vidro apresentam um maior risco de fratura[51] .

Propriedades de vários agentes de cimentação utilizados na pós-cimentação

Propriedades	Fosfato de zinco	Poli carboxilato	GIC	Cimento de ionómero de resina	Cimento resinoso adesivo
Espessura da película	<25	<25	<25	<25	<25
Tempo de trabalho (Min)	1.5-5	1.75-2.5	2.3-5	2.4	0.5-5
Tempo de definição (min)	5-14	6-9	6-9	2	1-15
Resistência à compressão (MPa)	62-101	67-91	122-162	40-141	179-255
Módulo de elasticidade (GPa)	13.2	-	11.2		4.5-9.8
Solubilidade	Elevado	Elevado	Baixa	Muito baixo	Muito baixo
Microfugas	Elevado	Muito elevado	Baixo alto	Muito baixo	Muito baixo a baixo
Remoção	Fácil	Médio	Médio	Médio	Difícil
Retenção	Moderado	Baixa	Moderada mente elevado	Moderada mente elevado	Elevado

Atualmente, o cimento resinoso composto pode ser ligado à dentina através da utilização de agentes de ligação à dentina e ao esmalte através de técnicas de ataque ácido.

Os cimentos compostos de resina, também conhecidos como resinas adesivas, incorporam os sistemas de adesão de fosfonato, metacrilato de hidroxietilo ou anidrido de 4-metacril-oxietiltrimelitato e são mais fortes do que os cimentos convencionais. Estes cimentos de cimentação produzem um monobloco quando ligados ao pilar de fibra e à dentina, reforçando assim a estrutura dentária. O cimento de resina composta reforçado também pode ser usado para compensar o comprimento reduzido do pilar. A cimentação convencional de pilares não adesivos é menos fiável para suportar forças funcionais simuladas em comparação com as abordagens adesivas[52] .

O conceito "Monobloco[53]

O conceito de monobloco consiste na criação de um material sólido, ligado e contínuo de uma parede de dentina do canal para a outra.
O primeiro conceito de monobloco foi apresentado por Dallari et al em 1996 - colagem de pinos reforçados com fibra de carbono à base de resina epóxi (ou seja, pinos de fibra de carbono) à dentina radicular[54] .
Franklin Tay, em 2007, classificou os exemplos clássicos de monoblocos em medicina dentária em três categorias, ou seja, primários, secundários e terciários. Esta classificação baseia-se no número de interfaces presentes entre o substrato de ligação e o núcleo do material de enchimento[53] .
• **Primário - O Hydron** pode ser considerado como um dos primeiros monoblocos na medicina dentária.

Conceito monobloco

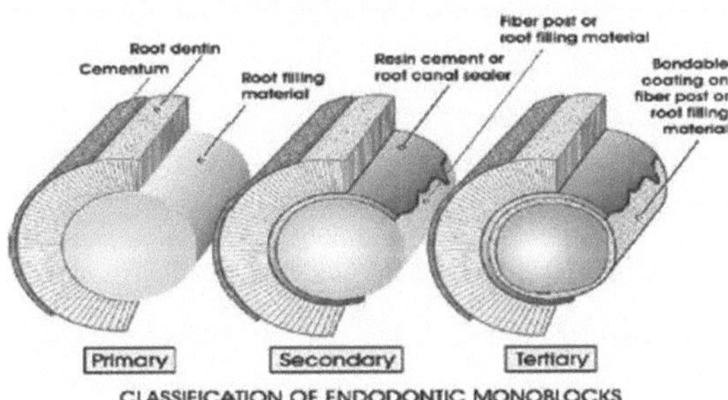

• **Secundário - Os sistemas baseados em resilon** pertencem a esta categoria, que envolve camadas de dentina do canal gravadas e impregnadas com etiquetas de resina que estão ligadas a uma fina camada de cimento de resina que está ligada a uma camada central de resilon que constitui a maior parte do material de obturação[53] .
• **Terciário -** Inclui **os sistemas Endorez e Activ GP**, que consistem

numa superfície de guta-percha convencional revestida com resina ou revestimento de enchimento que se liga ao selante, que por sua vez se liga à dentina radicular. Os pinos de fibra que contêm um revestimento externo de silicato ou um compósito de resina não polimerizada para o revestimento de canais radiculares demasiado largos ou não perfeitamente redondos para a instalação de pinos de fibra convencionais podem ser considerados como monoblocos terciários[53] .

Limitações do conceito Monobloco:

O conceito de monobloco é teoricamente mais fácil, mas na prática é difícil. É necessário ter cuidado para obter um monobloco.
1.Fator C (Fator de configuração)

Todas as restaurações adesivas criam tensões interfaciais durante a polimerização devido à contração volumétrica intrínseca associada à conversão de ligações duplas em ligações simples.

A tensão de contração da polimerização pode ser suficientemente elevada para descolar as interfaces adesivas. A tensão aumenta à medida que a relação entre o volume e a área de superfície aumenta. Assim, a configuração da cavidade ou "fator C" é muito importante.

Qualquer cimento endodôntico polimerizável será sujeito a grandes tensões de polimerização durante a presa, o que pode causar descolamento e formação de fendas ao longo da periferia da obturação radicular. O fator C extremamente elevado nos canais radiculares tem sido citado como uma possibilidade de não se obterem selamentos perfeitos em canais radiculares preenchidos com resilon.

2. Presença de Eugenol no selante de canal radicular:

O eugenol tem o potencial de inibir a polimerização das camadas do agente de ligação ou do compósito em contacto com ele.
3. Aplicação de adesivo dentinário

4. Controlo da humidade

5. Número de túbulos dentinários

6. Remoção de camadas espessas de esfregaço do interior de um canal longo e estreito, mesmo com uma visão melhorada de um microscópio cirúrgico.
7. A evaporação dos solventes adesivos e da água ligada por hidrogénio

dos adesivos hidrofílicos é difícil mesmo para a dentina da coroa

Técnica de cimentação

Os procedimentos gerais de cimentação para a inserção de restaurações de pinos e núcleos são muito semelhantes, independentemente do tipo de cimento. Uma vez misturado, o cimento é introduzido no espaço da cavilha com uma espiral lentulo, para assegurar que todas as paredes são revestidas[17] .

Ao mesmo tempo, a cavilha e o núcleo são revestidos com uma fina camada de cimento. A retenção é maior quando tanto a cavilha como a raiz são revestidas, em vez de apenas uma delas. A restauração deve deslizar lenta e facilmente para o local com uma ligeira pressão dos dedos. O excesso de cimento deve escapar coronalmente à medida que a cavilha quase preenche o espaço da cavilha. Uma vez que a restauração esteja completamente assentada, deve permanecer intacta até que o cimento tenha endurecido passivamente.

Tem um efeito importante na eventual retenção e distribuição de tensões do poste.

✓ Essencial para obter uma camada de cimento uniforme e sem bolhas que distribua a tensão uniformemente por todo o canal radicular.

✓ Utilização de um lentulosprial - considerado superior para colocar o cimento no canal. Permite uma melhor rotação e espalhamento do cimento devido à dispersão centrífuga do cimento. Também reduz os vazios e aumenta o contacto do cimento com as paredes.

✓ Durante a cimentação - o espaço do pilar deve estar livre de qualquer resíduo, uma vez que tem sido relatado que mesmo um pequeno nódulo na superfície do pilar ou um resíduo temporário de cimento no canal pode gerar força suficiente para causar a fratura da raiz durante e após a pós-cimentação.

Outras causas possíveis de fratura radicular são:

✓ Desenvolvimento de pressão hidrostática no cimento

✓ Pressão de assentamento excessiva

✓ Torque excessivo exercido pelo clínico no pilar durante a cimentação.

Tratamento do espaço do pilar antes da cimentação do pilar:

1. Aplicação de um agente quelante, isto é, EDTA a 17%, durante 30 segundos, seguida de lavagem com solução salina normal. (5)
2. Enxaguamento com 5,2% NaOCl (30 seg.)

3. Secagem com pontas de papel.

Este procedimento ajudará a que a parede do espaço pós-radicular fique livre do selante do canal radicular, de detritos e da camada de esfregaço dentinário.

Tratamento do pilar antes da cimentação:

Para melhorar a retenção, a superfície do pilar pode ser micro-desbastada antes da cimentação com óxido de alumínio de 50 mícrones e uma unidade micro abrasiva de ar (Micro- Etcher, Danville Engineering Inc., Danville, CA) com 60 psi de pressão de ar. Para criar uma retenção micromecânica na superfície dos pilares de fibra, foi utilizado o condicionamento com peróxido de hidrogénio para remover a camada superficial de resina epóxida. Seguiu-se a silanização das fibras de quartzo expostas para melhorar a sua ligação química aos compósitos. O condicionamento com 24% de H_2O_2 durante 10 min ou 10% de H_2O_2 durante 20 min produziu uma zona de superfície com 50 mm de espessura que é removida da resina epóxi, deixando fibras de quartzo intactas e não danificadas para silanização. Foram empregues compósitos fluidos de baixa viscosidade para infiltrar esta zona, para simular a criação de camadas híbridas em dentina condicionada com ácido por adesivos de dentina. As resistências interfaciais foram melhoradas com a utilização adjunta do condicionamento com H_2O_2 e da silanização, e dependeram provavelmente da capacidade dos compósitos fluidos para se infiltrarem completamente nesta zona de interdifusão[55] .

Ventilação:

Devido à pressão hidrostática intrarradicular criada durante a cimentação do pilar, deve ser sempre previsto um meio de saída do cimento. Uma vez que praticamente todos os pilares pré-fabricados têm um mecanismo de ventilação incorporado no seu desenho, este fator é importante com o pilar fundido personalizado. Pode ser incorporado um respiradouro no modelo antes da fundição ou no pilar fundido com uma broca antes da cimentação[55] .

RESUMO

Os dentes tratados endodonticamente (ETT) podem ter sinais de grande destruição coronal resultante de tratamento endodôntico agressivo, cárie ou trauma. Nestes casos, pode ser necessário utilizar pilares e núcleos para estabilizar a região corono-radicular. Protege ou fortalece o dente contra forças intra-orais, distribuindo-as igualmente dentro da dentina radicular para os tecidos de suporte, dispersando assim as forças ao longo da raiz. Os procedimentos variam desde a utilização de um pilar e núcleo metálico fundido convencional até à adoção de uma técnica de uma visita utilizando sistemas de pilares pré-fabricados disponíveis no mercado. Factores relacionados com os pilares, tais como materiais, estética, desenho, técnicas de cimentação, e factores relacionados com os dentes, tais como a estrutura dentária coronal remanescente, a presença de virola e o comprimento da raiz, têm sido vistos como influenciadores da seleção dos pilares e da sobrevivência destas restaurações.

No entanto, estão associados a uma estética inferior devido à ausência de transmissão de luz, incluem os riscos de corrosão que causam descoloração gengival e dentária, possíveis problemas de biocompatibilidade, desencadeamento de reacções alérgicas ou podem levar a tipos graves de fracturas radiculares. Além disso, os pilares metálicos também têm baixa resiliência e, por conseguinte, não correspondem ao módulo de elasticidade da estrutura dentária.

Os pinos de fibra de carbono foram introduzidos como uma alternativa aos pinos metálicos, mas eram radiolúcidos, inestéticos e tinham uma rigidez semelhante à dos pinos metálicos, o que levou à sua substituição por pinos de fibra de vidro brancos e translúcidos (GFPs), melhorando os efeitos ópticos das restaurações estéticas. O desenvolvimento de pinos epoxídicos reforçados com fibras de vidro derivou da necessidade de minimizar a discrepância entre o módulo de elasticidade do pino, do agente de cimentação, do material do núcleo e do dente. Assim, podem gerar uma distribuição de tensões mais homogénea no conjunto de ligação do que os pilares rígidos (como os pilares metálicos ou de zircónia) e, por conseguinte, podem reduzir o risco de fracturas radiculares. O risco potencial é ainda mais reduzido pela ligação química que ocorre entre o pilar e o cimento de cimentação. Para além das propriedades físicas favoráveis dos GFPs, a luz pode, por vezes, ser transmitida através deste tipo de pilar, permitindo a ativação da luz de materiais adesivos fotopolimerizáveis nos limites do canal radicular. Podem ser utilizados dois tipos diferentes de pilares de resina epóxi reforçados com fibras como sistemas de pilares e núcleos: pilares personalizados e pré-fabricados. As construções personalizadas de pilares e núcleos envolvem normalmente a utilização de pilares reforçados com fibra de vidro ou polietileno que são cimentados diretamente no canal radicular. Os postes de fibra pré-fabricados consistem em fibras de carbono, quartzo, sílica, zircónia ou vidro incorporadas num componente de resina epóxi com um agente de acoplamento de silano que une as fibras e a resina.

A maioria dos GFP tem uma parte inorgânica e uma parte orgânica, em que a resina epóxida ou os seus derivados constituem o principal componente da parte orgânica. Tem sido sugerido que a resina epoxídica pode ligar-se à resina à base de metacrilato e aos compósitos através de radicais livres comuns, o que permitiria a cimentação utilizando cimentos resinosos adesivos, mas também tem sido sugerido que a matriz polimérica dos postes é praticamente não reactiva, porque a resina tem um elevado grau de conversão e é altamente reticulada. Neste caso, a cimentação adesiva dos GFPs baseia-se na ligação do agente de acoplamento de silano às fibras de vidro inorgânicas. A cimentação do pilar no canal radicular tem o objetivo mais óbvio de aumentar a retenção e criar uma vedação ao longo do canal. No entanto, os procedimentos adesivos são tecnicamente sensíveis e o ambiente do canal radicular está sujeito a uma série de variáveis que podem afetar diretamente a resistência da ligação, tais como o controlo inadequado da humidade no interior do canal radicular, a variação anatómica e a configuração da cavidade, que podem levar a uma distribuição não homogénea do cimento resinoso e a uma polimerização incompleta do cimento nas áreas mais profundas do canal radicular devido à falta de penetração da luz. Também depende do desenho dos pinos, do comprimento, da espessura e da quantidade de estrutura dentária remanescente. Estes são os problemas consistentes que afectam a força de ligação dentro do espaço endodôntico, causando descolamento ou fratura (a fratura com pino de fibra ocorre normalmente na região cervical). O ritmo de mudança com que os dentistas têm de lidar diariamente também acelerou, avaliando, adoptando e implementando novas tecnologias, que assumiram um papel importante na medicina dentária. Por conseguinte, o objetivo de aprendizagem desta dissertação da biblioteca é rever as vantagens/desvantagens e a técnica para ajudar na utilização adequada dos sistemas de pilares e núcleos pré-fabricados disponíveis.

REFERÊNCIAS

1. Kumar L, Pal B. Pujari P. Uma avaliação da resistência à fratura de três materiais de construção de núcleos de resinas compostas em três postes não metálicos pré-fabricados cimentados em dentes tratados endodonticamente: An Invitro study. Peer J. 2015:1-19.
2. Fernandes AS, Dessai GS. Factores que afectam a resistência à fratura de dentes reconstruídos pós-core: uma revisão. Int J Prosthodont Soc, 2013;14:355-363.
3. Trabert KC, Cooney IP. O dente tratado endodonticamente. Dent Clin N Am. 1984;28:923-951.
4. Morgano SM, Brackett SE. Restaurações de base em prótese fixa: conhecimentos actuais e necessidades futuras. J Prosthet Dent. 1999;82:643-654.
5. Fernandes AS, Shetty S, Countinho I. Factores que determinam a seleção do poste: uma revisão da literatura. J Prosthet Dent. 2003;90:556-562.
6. Robbins JW. Restauração do dente tratado endodonticamente. Dent Clin N Am. 2002;46:367-384.
7. Assif D, Oren D, Marshak DL, Aviv I. Análise fotoelástica da transferência de tensões dos dentes tratados endodonticamente para a estrutura de suporte utilizando diferentes técnicas de restauração. J prosthet dent. 1989;61:535-543.
8. Shetty T, Bhat S, Shetty P. Materiais estéticos para postiços. Um artigo de revisão. J Ind Prosthodont Soc. 2005;5:122-125.
9. Cohen S. Burns RC. Pathways of the pulp. sixth ed.the C.V Mosby &Co. 1994:604-632.
10. John I Ingle, Leif Backland; Endodontia. 5th edition.
11. Shillingburg HT, Kessler JC. Restoration of the endodontically treated tooth (Restauração do dente tratado endodonticamente). Chicago: Quintessence.1982.
12. Cohen S. Pathways of pulp.Restoration of endodontically treated tooth. 9th edition;786-821.
13. Wiene FS. Terapia endodôntica. 5th ed. St. Louis: Mosby;1996.
14. Singh SV, Chandra A, Pandit IK. Uma nova classificação de pilar e

núcleo. Ind J Restor Dent. 2015 Sept- Dec ;4(3):56-58.
15. Sikri VK. Fundamentos da Endodontia: Restoration of endodontically treated tooth (Restauração de dentes tratados endodonticamente). Delhi: Quintessance Science Communications Pvt. Ltd. 207-54.
16. Peroz I, Lange KP. Restauração de dentes tratados endodonticamente com pino e núcleo - Uma revisão. Quintessência Internacional. 2006 oct;36(6).
17. Scharwtz, Robbins W. Colocação e restauração de dentes tratados endodonticamente: Uma revisão da literatura. J Endod. 2004;30(5).
18. Khaledi AR, Sheykhian S, Khodaei A. Avaliação da Retenção de dois Sistemas Diferentes de Pós-Construção de Gesso e da Resistência à Fratura dos Dentes Restaurados. J Dent. 2015;16(2):121-128.
19. Sikri VK. Restaurações indirectas: Restaurações de pilares e núcleos Delhi: Quintessance Science Communications Pvt. Ltd. 45-78.
20. Kit de instrumentos calibrados. Instruções de utilização do sistema "C-I" Tapered Post. Disponível em. URL.www.source1dental.com/original/PKL- S100.pdf.
21. Ricketts DN, Tait CM, Higgins AJ. Refinamentos dos sistemas de pinos e núcleos para preparações e cimentação de dentes. Br Dent J. 2005 maio;198(9):533-541.
22. Materiais estéticos para pinos. J Ind Prosthodont, 2005;5(3).

23. Shetty T, Bhat GS, Shetty P. Materiais estéticos para postiços. J Ind Prosthodont. 2005 Jul;5(3):122-125.
24. Margareta Fresriksson. Um estudo retrospetivo de 236 pacientes com dentes restaurados por pinos de resina epóxi reforçados com fibra de carbono. J Prosthet Dent. 1998;80:151-7.

25. Rosensteil SF, Land MF, Fujimoto J. Contemporary of fixed Prosthodontics. 2nd ed. St. Mosby; 1995.
26. Al Hashim NS, Al-Moaleem MM, AL-attas HA. Sistema de pinos com cor de dente: Revisão da literatura. Int J Contemp Dent. 2013 Abr;4(1):50-56.
27. Qing H, Zhu Z. Avaliação in vitro da resistência à fratura de dentes anteriores tratados endodonticamente restaurados com fibra de vidro e pilares de zircónia. J Prosthet Dent. 2007;97:93-8.
28. Shetty N. Types of post and core systems (Tipos de postos e sistemas centrais). J Int Oral Health. 2016 Oct;8(12):1136-1139.
29. Natarajan P, Thulasingam C. O efeito do reforço de fibra de vidro e

de polietileno na resistência à flexão de resinas de restauração provisórias: Um estudo invitro. J Ind Prosthodont. 2013;13(4): 421-7.
30. Gonçalves LA, Vansan SP. Resistência à fratura de raízes enfraquecidas restauradas com um pino transmissor de luz e material restaurador adesivo. J Prosthet Dent, 2006;96(5):339-44.
31. Âncoras Luscent Twin. O sistema único de coluna e núcleo em resina de fibra de vidro da dentatus. Disponível em: URL: WWW.dentaltribune.com/uploads/downloads/2dc2f1906fb.pdf.
32. Sistema de postes Luminex. A tecnologia patenteada de postes transmissores de luz. Disponível em: URL: www.dentaltribune.com/uploads/downloads/2dc2f1906fb.pdf.
33. Sistemas dentários essenciais: Flexi-Post. Disponível em: URL: www.edsdental.com/downloads.pdf.
34. Sistema de poste de fibra cónico duplo D.T. light- post da bisco, Inc. Disponível em:URL:www.dentalcompare.com/4432-Endodontic-Post-System/33830-DT-Light-post.
35. Ozkurt Z, Iseri U, Kazazoglu E. Sistemas de pilares de cerâmica de zircónia: uma revisão da literatura e um relato de caso. Dent Mater J. 2010 Dec-Jan;29(3):233-45.
36. Meyenberg KH, Luthy H, Schaerer P. Postes de zircónio: um novo conceito de cerâmica pura para dentes pilares não vitais. J Esthet Dent. 1995;7:73-80.
37. Akkayan B. Um estudo invitro para avaliar o efeito do comprimento da ponteira na resistência à fratura de dentes tratados endodônticamente restaurados com sistemas de pinos reforçados com fibra e zircónia. J Prosthet Dent. 2004;92:155-62.
38. Kakehashi Y. Um novo sistema de núcleo e pilar totalmente cerâmico: resultados clínicos, técnicos e in vitro. Int J Periodont Res Dent. 1998;18:587-93.
39. Piconi C, Maccauro G. Zircónia como biomaterial cerâmico. 1999;20:1-25
40. Garvie RC, Hannink RJ, Pascoe RT. aço cerâmico. Nature.1975; 258:703- 4
41. Ahmad I. Postes de dióxido de zircónio parcialmente estabilizados com ítrio: uma abordagem para restaurar dentes não vitais comprometidos coronalmente. Int J Periodont res Dent. 1998;18:454-65.
42. Vichi A. Ferrari M. Davidson CL. Influência da cerâmica e da

espessura do cimento no mascaramento de vários tipos de pinos opacos. J Prosthet Dent. 2000;83: 412-17.

43. Mannocci F, Ferrari M, Watson TF. Carga intermitente de dentes restaurados com fibra de quartzo, fibra de quartzo de carbono e pinos de canal radicular de cerâmica de dióxido de zircónio. J Prosthet Dent. 1999;1:153-8.

44. Satterthwaite JD. Strokes AN, Frankel NT. Potencial de alteração de temperatura durante a aplicação de vibração ultra-sónica a pilares intra-radiculares. Eur J Prosthodont Res Dent. 2003;11:51-6.

45. Guazatto M, Albakry M, Ringer SP, Swain MV. Resistência, fratura, tenacidade e microestrutura de uma seleção de materiais totalmente cerâmicos. Parte 2: cerâmica dentária à base de zircónia. Dent mat J. 2004;20:449-56.

46. Bateman G, Ricketts DN, Saunders WP. Sistemas de pilares à base de fibra: uma revisão. Br Dent J. 2003;195:43-8.

47. Paul SJ, Werder P. Sucesso clínico dos postes de óxido de zircónio com núcleos de resina composta ou vidro-cerâmica em dentes tratados endodonticamente: um estudo retrospetivo de 4 anos. Int J Prosthodont. 2004;17:524 -528

48. Ivoclar Vivadent. Documentação científica Cosmopost /IPS Empress Cosmo Ingot2002, pp.9.

49. Thakur DA, Patil S, Mohkar S, Gade V. Dentin post: Um novo método para reforçar o dente. J Int Clin Dent Res Organ. 2016 Feb;8:67-9.

50. Swarupa CH, Sajjan GS, Bhupahupathiraju VL, Anwarullahwarullah A, Y VS. Posto de dentina biológica para reabilitação intra radicular de um dente anterior fracturado. J Clin Diagn Res. 2014 Feb;8(2):242-243.

51. Estrela C. CIÊNCIA ENDODONTICA. 2nd ed. Scion Pvt. Ltd.

52. Naumann M. É necessária a cimentação adesiva de pinos endodônticos? J Endod. 2008;34:1006 -1010.

53. Franklin RT, David HP. Monoblocos em canais radiculares: Um objetivo hipotético ou tangível. J Endod. 2007;33:391-8.

54. Hauman CJ, Chandler NP, Purton DG. Factores que influenciam a remoção de postes. Int Endod J. 2003;36:687-90.

55. Monticelli F. Uma Técnica de Gravura Simples para Melhorar a Retenção de Postes de Fibra em Compósitos de Resina. J Endod 2006;32:44-47.

ÍNDICE DE CONTEÚDOS

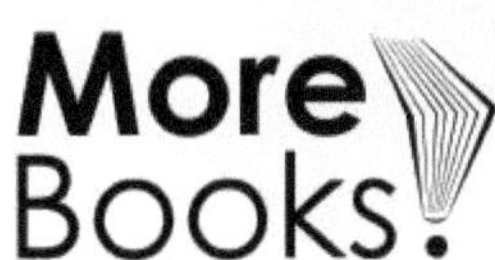

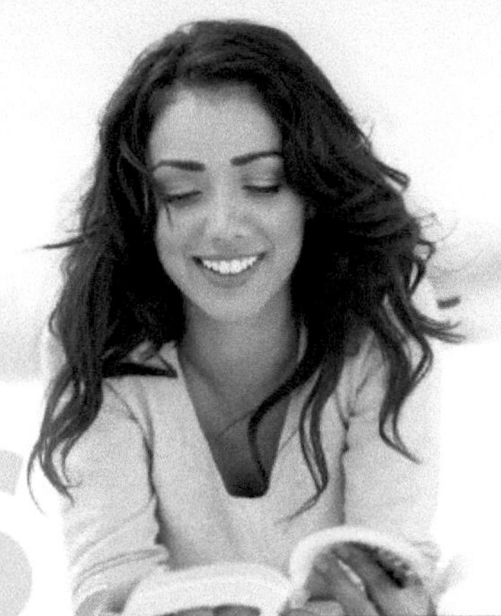

yes
I want morebooks!

Buy your books fast and straightforward online - at one of world's fastest growing online book stores! Environmentally sound due to Print-on-Demand technologies.

Buy your books online at
www.morebooks.shop

Compre os seus livros mais rápido e diretamente na internet, em uma das livrarias on-line com o maior crescimento no mundo! Produção que protege o meio ambiente através das tecnologias de impressão sob demanda.

Compre os seus livros on-line em
www.morebooks.shop

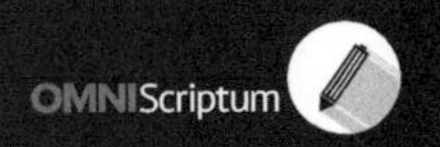

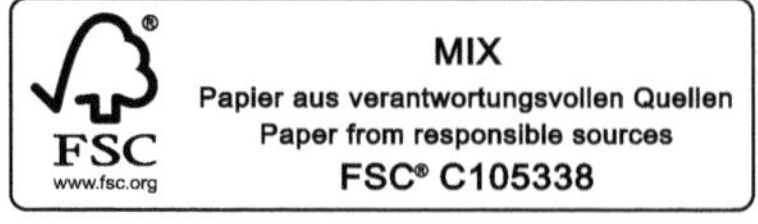

Printed by Books on Demand GmbH, Norderstedt / Germany